大医释问丛书

一本书读懂
黄褐斑

主编　王西京

中原农民出版社
·郑州·

图书在版编目（CIP）数据

　　一本书读懂黄褐斑／王西京主编．—郑州：中原农民出版社，
2020.10

　　（大医释问丛书）

　　ISBN 978-7-5542-2334-5

　　Ⅰ．①一… Ⅱ．①王… Ⅲ．①褐黄病－防治－问题解答

Ⅳ.①R758.4-44

　　中国版本图书馆CIP数据核字（2020）第164862号

一本书读懂黄褐斑

YIBENSHU DUDONG HUANGHEBAN

出版社： 中原农民出版社	
地址： 河南省郑州市郑东新区祥盛街27号7层	
邮编： 450016	**电话：** 0371-65751257
发行： 全国新华书店	
承印： 新乡市豫北印务有限公司	
开本： 710mm×1010mm	1/16
印张： 7	
字数： 97千字	
版次： 2020年11月第1版	**印次：** 2020年11月第1次印刷
书号： ISBN 978-7-5542-2334-5	**定价：** 28.00元

本书如有印装质量问题，由承印厂负责调换

编委会

主　编　王西京

副主编　潘　芳　王庆杰　牟卫彩
　　　　王小絮

编　委　王西京　潘　芳　王庆杰
　　　　牟卫彩　王小絮

内容提要

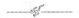

　　黄褐斑是一种很常见的色素性皮肤病，在高度重视颜值的现代社会，它给爱美的女性在工作、生活、心理等方面造成了很大困扰。因病因复杂，病程漫长，久治不愈，对医生来说治疗黄褐斑也是一个巨大的挑战。

　　为了使众多女性朋友更好地认识黄褐斑，能够科学地进行预防和治疗，本书特聘请长期从事黄褐斑研究的临床一线专家为朋友们答疑解惑。本书采用问答的形式、通俗易懂的语言对黄褐斑相关问题进行详细介绍，如黄褐斑是怎样一种病、紫外线对黄褐斑有什么影响、为什么女性孕期易发生黄褐斑、黄褐斑有何临床特点、黄褐斑有哪些辅助检查项目、黄褐斑该如何治疗、中医学如何看待黄褐斑、黄褐斑患者常吃哪类食物比较好、如何预防或淡化黄褐斑等，内容十分丰富。

　　希望本书能够帮助黄褐斑患者正确地认识、合理地防治并早日战胜疾病，恢复美丽容颜。同时，也希望能对广大爱美女性防治疾病、合理护肤有所帮助，有所启迪。

目 录

基本知识

发病过程

临床表现

辅助检查

诊断和鉴别

药物治疗

局部治疗

物理疗法

中医疗法

特色疗法

饮食疗法

美容疗法

整合疗法

预防和护理

参考文献

基本知识

 黄褐斑是怎样一种病?

说到黄褐斑这个名称，或许有些人听不明白，但是提起蝴蝶斑、妊娠斑、肝斑，可能大家并不陌生。黄褐斑是一种发生在面部的淡褐色或褐色的色素沉着斑，在 30 ～ 50 岁的女性群体中尤为多见，男性则较为少见。

关于黄褐斑的发病原因，有多种说法，比如日晒、妊娠、肝脏疾病等。至于身体内分泌系统紊乱、口服避孕药，以及某些内脏疾病，或许与黄褐斑有一些关系，但尚需进一步求证。

 皮肤颜色由什么决定?

对于正常人来说，皮肤颜色主要由两种因素决定：一是皮肤内色素的含量，即皮肤内黑色素（黑素）、胡萝卜素以及皮肤血管内血红蛋白的含量；二是皮肤解剖学上的差异，主要是皮肤的厚薄，特别是角质层和颗粒层的厚薄。比如，面部皮肤比较薄，容易显出真皮血管内的颜色，就显得很红润。如果表皮层较厚，透光性较差，皮肤颜色就显得黄一些。比如，手掌和脚掌的角质层很厚，皮肤就呈现淡黄色。

 皮肤颜色的差异是什么造成的?

不同人种，人们皮肤的颜色都各不相同。比如白种人皮肤以白色为主，黑种皮肤以黑色为主，棕色人种皮肤以棕色为主，而我们黄种人的皮肤则以黄色为主。

除了黑色素、胡萝卜素、血红蛋白之外，一些病态因素，也可以导致皮肤颜色改变。比如，一些药物（如氯法齐明），金属（如金、银、铋），异物（如文身），以及其他身体异常代谢所产生的物质（如黄疸患者血清内增多的胆红素）等，也可以引起皮肤颜色的异常变化。

另外，皮肤颜色的改变，也可能与皮肤的病理性变化有关。如皮肤异常增厚、变薄、水肿、发炎、坏死等，都可能导致皮肤颜色的变化。

 什么是黑素细胞？

黑素细胞是一种合成与分泌黑素颗粒的树突状细胞。在人体表面，对我们实施保护的第一道防线就是皮肤。皮肤又分为表皮、真皮和皮下组织三层。黑素细胞就存在于表皮层。

黑素细胞起源于人体胚胎时期的一个特殊组织结构——神经嵴。在正常的成人表皮中，黑素细胞位于基底层。另外，在身体的其他组织，如头发、眼睛、大脑等部位，也存在少量黑素细胞。

无论种族和肤色如何，在人们的表皮中，黑素细胞数量是相同的。不同的是黑色素小体或黑素颗粒的数量和大小。而黑色素小体或黑素颗粒，是由黑素细胞合成的，正是这些物质决定了人们皮肤的颜色。

 黑色素对人体有什么作用？

黑色素是皮肤科医师和美容从业人员经常提到的一个词语。那么，什么是黑色素呢？黑色素对人体有什么作用呢？

在人体的皮肤组织内，存在着一种特殊的腺细胞，叫黑素细胞。黑色素就是由黑素细胞合成并分泌的一种物质。黑色素是决定皮肤颜色的主要因素，它具有保护皮肤组织、防止紫外线损害的作用，包括对晒伤、老化、癌变等的防护作用。

黑色素是否还具有其他重要的生理作用，尚需进一步研究。皮肤颜色的深浅，特别是颜色的不均匀，可造成美容问题，增加患者精神上的负担，影响患者正常的工作和生活。

黑色素小体是谁的孩子？

黑色素小体，其实就是黑色素，是由皮肤组织中的黑素细胞产生的。如果黑色素小体是一个小孩子的话，那么黑素细胞就是它的母亲。在黑素细胞中有一种特殊的结构，叫高尔基体，就像是母亲的"子宫"。黑色素小体就是在黑素细胞的高尔基体中孕育而成的。

这个孕育过程包括了几个阶段。首先是在酪氨酸酶的作用下，酪氨酸、多巴、多巴醌等物质逐步转化成为致密的黑素颗粒，即黑色素小体。随后，这些黑色素小体会朝着黑素细胞表面的突起部位移动，并通过突起部位的顶端，被输送到相邻的角质形成细胞。

角质形成细胞可以说是黑色素小体的"幼儿园"，黑色素小体被放在这个地方，快乐地生活、成长。

 黑色皮肤与白色皮肤中的黑素细胞有什么不同？

大千世界，芸芸众生，为什么有的人肌肤如雪，有的人则肌肤如炭呢？

医学研究证实，黑色皮肤与白色皮肤的人，其黑素细胞并没有数量上的差别，差别主要在于黑色素小体的大小和其在组织中的分布。黑色皮肤中的黑素细胞，与白色皮肤中的黑素细胞相比，其合成的黑色素小体体积更大一些。而黑色素小体如何在角质形成细胞中分布，则主要是由黑色素小体的大小所决定的。

黑色皮肤中的黑色素小体较大，散在分布于角质形成细胞的细胞质中。而白色皮肤中黑色素小体较小，常相互结合，以复合物形成聚集在角质形成细胞的细胞核周围。如果白色皮肤的个体，长期受到日晒，可刺激黑素细胞产生更大的黑色素小体，致使更多的黑色素小体来到角质形成细胞的胞质中。这样白色皮肤的个体肤色就会更加接近黑色皮肤的个体。

 黑素细胞有什么作用？

皮肤是人体最大的器官，在人的生命过程中负责多方面的工作。而黑素细胞，则是其中一个当之无愧的主角。

黑素细胞位于皮肤的表皮层。这种细胞对于防止紫外线引起的身体损伤，具有重要作用。黑素细胞能够产生一种叫黑色素的物质，这种物质被输送到表皮的角质形成细胞中，发挥其吸收紫外线的功能。

如果因为某种原因，导致黑素细胞产生过多黑色素，或者黑色素新陈代谢出现问题，造成黑色素在局部组织中聚集或滞留，就可能形成黄褐斑、雀斑等皮肤疾病。

皮肤色素的代谢通常分为 2 个部分：其中一部分是由遗传决定的，与日光照射无关；另一部分为功能性的，受到身体内外很多因素的影响。而紫外线照射皮肤之后，所发生的皮肤晒黑则属于后者。在停止紫外线照射之后，这种皮肤反应通常会迅速消退。黑素细胞所产生的黑色素，对于紫外线可能引起的日晒损伤，具有强大的防护作用。

 黑色素的生命过程你可知晓？

黑色素是调节皮肤颜色的关键角色。黑色素并非像我们想象的那样，是铁板一块、一成不变的。黑色素还可以分为 2 种类型：一种是以褐色、黑色为主的真黑素（优黑素），一种是以红色、黄色为主的褐黑素（类黑素）。

在人体当中，黑色素是一种活性物质，它也具有孕育、出生、成长、盛年、衰老，最后消失的过程。

黑色素的生命过程，也就是黑色素的新陈代谢过程。首先，在黑素细胞的高尔基体内，多巴类物质转化为成熟的黑色素小体。其次，黑色素小体向黑素细胞的树突状结构远端转移，传递至邻近的角质形成细胞。然后，在角质形成细胞内进行分布，并逐渐降解，被吞噬细胞吞噬、排出，结束自己的生命历程。

在这一过程中，由于黑素颗粒合成增多，从黑色素小体向周围角质形成细胞转送的黑色素增多，同时角质形成细胞的新陈代谢功能下降。诸多因素共同发力，就可能导致黑色素在角质形成细胞中蓄积，引发黄褐斑、雀斑等色素性皮肤病。

10 哪些因素能诱发色素代谢异常？

鉴于黑色素在人体中的重要性，医务人员一直想搞清楚黑色素代谢的具体细节。

研究发现，黑素细胞产生黑色素的过程，是一个链条式的化学反应过程。这个过程包括：酪氨酸转化为多巴，多巴转化为多巴醌，随后形成多巴色素、二羟基吲哚、酮式吲哚，最终形成黑色素。

在这个过程当中，多巴醌也可以经过另外的途径，比如经谷胱甘肽或半胱氨酸催化，而生成褐黑素，即第二类黄红色的黑色素。

女性内分泌失调、过度日晒、某些慢性疾病、服用激素类药物，以及使用劣质化妆品、心情郁闷等，都可能干扰黑色素的正常代谢，导致色素性疾病的发生。

 11 如何判断黑素细胞的活动性？

黑素细胞的活动性，即活跃程度，是判断黄褐斑所处发展阶段的重要指标。那么，该如何评价黑素细胞的活跃程度呢？

为了准确判断黄褐斑患者所处的病情阶段，皮肤科学者提出了一个树突状细胞活跃度（DMA）的概念，用于辨识黄褐斑皮损所处的发展阶段，并以此作为治疗过程中的一种参考。

所谓树突状细胞，即是黑素细胞。其树突在表皮中可伸展很长，因此任何一个黑素细胞都可以与大量角质形成细胞接触，共同形成一种叫作"表皮黑素单位"的结构。

研究发现，在黄褐斑的活动期，树突状细胞活跃度要高于黄褐斑稳定期。树突状细胞活跃度越高，提示皮损区域黑素细胞产生黑色素的能力越强，在临床上则表现为皮损面积扩大或颜色加深。

目前，皮肤科医生主要是采用一种特殊的设备，即反射式共聚焦显微镜（RCM），来观察黄褐斑的皮损，通过观察表皮下部树突状细胞的形态和折光强度，来判断黑素细胞产生黑色素的能力。也就是采用树突状细胞活跃度，来表示黑素细胞产生黑色素的能力。

下面有一个计算公式，可以帮助理解树突状细胞活跃度的含义。

DMA= 树突状细胞数量 × 折光度 / 单位面积（米^2）

12 黄褐斑患者病情轻重该如何判断?

如何评价黄褐斑患者的病情轻重？患者有无伴发的心理障碍？这些都是医生和患者最为关注的问题。

目前，皮肤科学者已推出一些经过验证的工具，来评估黄褐斑患者的皮肤表现和继发性心理障碍。

其中，黄褐斑面积及严重程度指数（MASI）就是一个重要评价指标。另外，健康相关生活质量（HRQOL）工具，也被用来衡量黄褐斑对患者的心理及社会影响。

其他可用于黄褐斑患者的心理测量量表，有皮肤病生活质量指数量表（DLQI）、李克特量表（Likert scale）等。

13 何谓黄褐斑面积和严重程度指数?

黄褐斑面积和严重程度指数，是评价黄褐斑患者病情严重程度及治疗效果的重要指标。主要是按照黄褐斑的皮损面积、颜色深度和颜色均匀性进行定量。

评估主要可以分为 4 个步骤：

第 1 步，进行色素沉着面积评估。前额（F）为 30%，右面颊（MR）为 30%，左面颊（ML）为 30%，下颌（C）为 10%，对此 4 个区域进行评估。

第 2 步，依据色素斑在这 4 个区域的分布比例，分别计分。1 分为 < 9%，2 分为 10% ～ 29%，3 分为 30% ～ 49%，4 分为 50% ～ 69%，5 分为 70% ～ 89%，6 分为 90% ～ 100%。

第 3 步，为颜色深度（D）和均匀性（H）评分。计为 0 ～ 4 分：0 分为无，1 分为轻微，2 分为中度，3 分为明显，4 分为最大限度。

第 4 步，计算黄褐斑面积和严重程度指数。MASI= 前额 [0.3A（D+H）] +

右面颊 [0.3A (D + H)] + 左面颊 [0.3A (D + H)] + 下颌 [0.1A (D + H)]。最大为 48 分，最小为 0 分。

 如何判定黄褐斑患者的疗效？

黄褐斑作为一种皮肤科顽症，有很多的治疗手段。至于这些手段的效果呢，则有好有坏。在黄褐斑的治疗过程当中，判定、评估某种治疗方法的疗效，是很关键的一个环节。

目前，判定黄褐斑患者的疗效，主要包括医生主观评价、患者自我评价等。

其中，医生主观评价即医生整体评价（PGA），根据色斑治疗后的残留情况，计为 0～6 分：0 分为完全清除（100％）或仅残留极少的色素沉着，1 分为色斑基本被清除（＞ 90％），2 分为色斑明显改善（75％～90％），3 分为中度改善（50％～74％），4 分为轻度改善（25％～49％），5 分为无改善（＜ 25％），6 分为较治疗前加重。

患者自我评价：通过问卷形式，调查患者对疗效的满意度，分为非常满意（改善 ＞ 75%）、满意（改善 50% ～ 75%）、一般（改善 25% ～ 49%）、不满意（改善 ＜ 25%），随后统计患者的满意度。

 关于黄褐斑的病因有什么新观点？

在丛林博士的文章中提到："黄褐斑的保守疗法，不折腾，才会好。"文章介绍了日本学者葛西健一郎教授对黄褐斑病因的新认识，这对笔者有很大启发。

葛西健一郎认为，黄褐斑发生的根本病因，是"过度的慢性刺激（比如过度揉搓）造成了皮肤屏障的破坏"，其本质是过度刺激而引起的"慢性炎症性色素沉着"。

在临床上我们发现，黄褐斑多发生在颧骨等容易摩擦部位。激光治疗之后，黄褐斑患者会出现"反黑现象"，这些都印证了葛西健一郎的观点。

从前，我们认为黄褐斑的发病主要和 3 种因素有关：遗传易感性、紫外线照射、性激素水平变化。而葛西健一郎认为这些因素只是加重因素，而不是黄褐斑发病的根本原因。

发病过程

 黄褐斑这口"锅"该由谁来背呢?

在当今社会,发生了不良事件,必须找出"责任人"进行问责。说直白点,就是要找到一个"背锅"的人。那么,黄褐斑这口"锅"该由谁来背呢?

专家们认为,黄褐斑有三大重要致病因素:①遗传易感性是黄褐斑发病的主要原因之一。尽管所有人种均可患黄褐斑,但不同种族人群,其发病率却存在着明显差别。深肤色人种发病率较高,有家族史的患者容易出现治疗抵抗,导致病情迁延不愈。②紫外线照射,被认为是导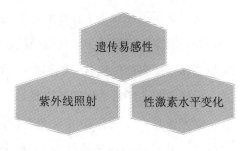致黄褐斑发生及加重的重要原因。③性激素水平,特别是血清中雌激素、孕激素含量的增加,也是常见的黄褐斑诱发因素。

另外,某些药物和化妆品、内分泌失调,以及某些慢性疾病等,也和黄褐斑的发生发展密切相关。

看清楚了没有?上面这些"家伙"就是黄褐斑发病的"责任人",这口"锅"该由它们来背。

 紫外线对黄褐斑有什么影响?

众所周知,长时间的紫外线照射,可以导致人的皮肤变黑。那么,为什么紫外线照射会使皮肤变黑?紫外线对于黄褐斑患者,又有怎样的影响呢?

研究发现,在紫外线照射下,皮肤中的角质形成细胞和成纤维细胞可产生一些特殊物质，刺激黑色素的生成。紫外线诱导色素沉着的主要途径是，产生干细胞因子（SCF），这种细胞因子可对黑素细胞的增殖产生促发效应。

此外，角质形成细胞在受到紫外线过度照射后，可产生一种名为血管内皮生长因子（VEGF）的物质，这种物质在组织培养中能够维持人黑素细胞生长。或许，这就是黄褐斑患者黑素细胞活性增加的一个重要原因。

 为什么黄褐斑常发生在面部?

我们大家都知道，黄褐斑大多发生在面部，是一种很常见的色素性皮肤病。那么，为什么会出现这种现象呢？

临床研究发现，在黄褐斑发生过程中，紫外线照射是一个重要诱发因素。但是，其确切的原理目前尚未完全查明。

资料显示，在表皮中存在着许多的黑素细胞和角质形成细胞，还有真皮中的某些细胞，它们对于紫外线都很敏感，都是紫外线的"活靶子"。紫外线可以刺激被照射部位皮肤中的黑素细胞，促进其开枝散叶，产生更多的黑色素。而面部呢，经常受到紫外线照射，自然这里的黑素细胞活力就比较强。

研究发现，在面部的黑素细胞数量可达 2 000 个 / 毫米 ^{2}，而在身体其他部位，此种细胞的数量约为 1 000 个 / 毫米 ^{2}。或许正因为如此，黄褐斑才多发生在面部。

 中波紫外线与黄褐斑有什么关系?

紫外线是黄褐斑发生、发展的一个重要原因，这种观点已经得到大多数皮肤科学者的认可。那么，具体到中波紫外线（UVB），对黄褐斑有什么影响呢？

研究发现，中波紫外线可以通过多种方式，诱发和加重皮肤的色素沉着。曾有学者报道，采用中波紫外线照射无毛小鼠的皮肤，可以诱发照射部位的色素沉着。据推测，可能是因为中波紫外线刺激角质形成细胞，使之产生了某种活性物质，包括粒细胞 - 巨噬细胞集落刺激因子（GM-CSF）、碱性成纤维细胞生长因子（BFGF）等。这些物质促进了黑素细胞的增殖和分化，诱导更多的黑色素生成。

另外，中波紫外线还可能诱导角质形成细胞产生白细胞介素 -1（IL-1），增进内皮素 -1 基因、酪氨酸酶基因的表达，最终激发黑素细胞活性，促使更多的黑色素生成。

 长波紫外线如何参与黄褐斑的形成？

> 有一天，某医院张教授到联盟医院的皮肤科门诊坐诊，当地的王医生问，听说过度的紫外线照射是黄褐斑发病的重要原因。具体到长波紫外线（UVA），在其中发挥什么作用呢？

张教授介绍，近年来，曾有学者对长波紫外线与黄褐斑的关系进行了研究。他们发现，长波紫外线可以刺激人体角质形成细胞，使之分泌白细胞介素 -6（IL-6）、白细胞介素 -8（IL-8）等多种生物介质，这些物质可以促进黑素细胞中的黑色素合成，以及黑素细胞本身的增殖。其次，长波紫外线还能诱导皮肤中黑素细胞释放一氧化氮和组胺，后二者也可以导致更多的黑色素生成。

此外，长波紫外线还能作用于神经干细胞，促使其释放相关细胞因子，抑制黑色素的代谢和排放，致使皮肤色素加深。

最后，张教授告诉王医生，在黄褐斑的形成过程中，无论是长波紫外线，还是中波紫外线，都是不可或缺的参与者。

 为什么女性孕期易发生黄褐斑？

> 李梅是一名进修医生，那天她随王老师在皮肤科门诊坐诊。在接诊一位黄褐斑患者之后，李梅问，为什么女性在怀孕期间更容易发生黄褐斑？

王老师告诉李梅，黄褐斑是女性多发的疾病，并且常常发生在女性的怀孕期间，因此黄褐斑又称妊娠斑。这就足以说明黄褐斑发生与女性孕期有着密切的关联。

临床观察发现，女性从青春期到绝经期均可发生黄褐斑。但是，有相当多的黄褐斑患者是在孕期发病的。多数患者在孕期3～5个月开始发病，在月经恢复之后逐渐消失。据分析，这可能与患者体内雌激素、孕激素的水平变化有关系。

女性在妊娠期，其雌激素、孕激素水平会明显增加。与此同时，部分女性会出现色素生成增加，导致黄褐斑发生。其中，雌激素可刺激黑素细胞分泌黑素颗粒，孕激素能促进黑色素小体的转运和扩散。正是孕激素、雌激素高水平的协同作用，促进了黑色素生成，进而引起表皮部位的色素明显加深。于是，就导致了黄褐斑的发生。

因此，女性孕期是黄褐斑发生的高危时段，有生育计划的女性应提前采取应对措施。

 甲状腺与黄褐斑有什么瓜葛？

甲状腺是生长在人体颈项部的一种器官，黄褐斑是出现在面颊部的褐色斑片，二者似乎很难扯上关系。其实呢，不是那么回事儿。

研究发现，甲状腺出现了问题，很有可能导致黄褐斑的发生。有自身免疫性甲状腺病的患者，更容易发生黄褐斑。

学者姜昱等，在对黄褐斑患者进行甲状腺功能检测时发现，与正常人群相比，患者血清中的游离甲状腺素（FT_4）和甲状腺素（T_4）水平有明显增高。这些实验室检测都提示，黄褐斑患者，其甲状腺功能也可能存在问题。

 避孕药能引起黄褐斑，此话当真？

表妹今年35岁，在山东省济南市工作。几天前，表妹打电话给我，说最近面部长了一些褐色的斑，当地医生说，她得了黄褐斑，可能和长期应用避孕药有关。她问我这话是否靠谱？

我告诉表妹，黄褐斑是一种病因很复杂的疾病。长期应用避孕药，可能引起体内激素水平的变化，导致黑素细胞活性增加，最后和妊娠一样，会引起面部色斑。

我在电话中提醒表妹，可以到正规的医院，做一个内分泌检查。在医生指导下进行治疗。如果有时间的话，也可以来找我，用中药调理一下。

 化妆品和黄褐斑有何关系？

众所周知，黄褐斑多发生在 20 ～ 40 岁的女性，恰好这也是频繁使用或更换化妆品的年龄段，因此化妆品和黄褐斑的关系也一直受到学者们的关注。

有些患者原本就有隐约的黄褐斑，在应用各种遮盖霜或祛斑药后，可使色斑进一步扩大或加深。而老年人和儿童，从来不使用或少量使用化妆品，则很少发生黄褐斑。这就间接证明了化妆品和黄褐斑之间可能存在一些联系。

化妆品引发黄褐斑，可能是因为过度刺激破坏了皮肤屏障功能。特别是在化妆品中，存在某些成分，如亚油酸、柠檬酸、水杨酸盐、金属、防腐剂和香料等，对于皮肤屏障的损害更为严重。

 哪些慢性疾病可引起黄褐斑？

在长期的临床工作中，有些医生发现，患有妇科疾病，如月经失调、痛经、附件炎、不孕症等，肝脏疾病、慢性酒精中毒、甲状腺功能亢进，以及结核病、内脏肿瘤的人，更容易发生黄褐斑。

为此，有学者进行了认真的研究，他们认为，出现这种现象，可能与卵巢、垂体、甲状腺等内分泌器官出现问题有关。

另外，有学者观察到，肿瘤患者，长期失眠、精神抑郁的人，其黄褐斑的发生率也会明显增高。据他们推测，黄褐斑不是单一的皮肤疾病，此病也可能和神经系统、免疫系统功能异常存在某种联系。

11 为什么妇科肿瘤患者易患黄褐斑？

在皮肤科门诊，经常会发现一种现象。凡是患有卵巢囊肿、子宫肌瘤的女性，大多身体消瘦，心情抑郁。同时，这些女性面部出现黄褐斑的也特别多。这是为什么呢？

原来，在肿瘤发生过程中，会产生多种名为"细胞生长因子"的活性物质。这些活性物质，可以影响激素代谢，致使垂体分泌更多的促黑素细胞激素（MSH），从而刺激黑素细胞生成更多的黑色素，最终导致黄褐斑的发生。

同时，患妇科肿瘤的女性，常常闷闷不乐，心情不佳，这也可以引起内分泌失调，进而导致色斑的形成。

因此，在生活中我们经常会看到一些中年女性患有妇科肿瘤，同时面部也常出现黄褐斑。

12 遗传与黄褐斑有什么关系？

研究发现，家族遗传是黄褐斑发病的重要风险因素。有学者报道，55%～64%的黄褐斑患者有家族发病的历史。尽管尚未进行相关全基因组研究，但目前的成果已经证实，相关的基因表达包括色素、炎症、激素和血管反应。

此外，根据流行病学调查，黄褐斑这种病，多见于亚洲和拉丁美洲人，特别是亚洲人患病率极高，可累及40%女性及20%男性。所以我们有理由认为，遗传学和种族因素是黄褐斑发病的重要参与者。

13 何谓褪黑素？与黄褐斑有什么关系？

褪黑素又称褪黑激素。在我们人类的大脑中，存在着一种名为松果体的组织结构。松果体及其周围神经组织，能够产生一种特殊的活性物质，即褪黑素。褪黑素这种物质能够促使黑素颗粒聚集在细胞核的周围，从而减少黑色素的生成。

在正常的生理条件下，促黑素细胞激素与褪黑素处于一种相对的平衡状态。在女性妊娠期、月经周期紊乱、性生活不协调，以及精神压抑、口服避孕药等情况下，这二者的平衡被打破，就会产生许多问题，包括过多的黑色素形成，发生黄褐斑。

 黄褐斑与微生态有何关系？

黄褐斑的发病原因、发病过程都比较复杂。关于黄褐斑与局部微生态的关系，也受到了人们的关注。

在正常情况下，皮肤表面有大量微生物存在。根据其存在情况不同，可以分为常驻菌和暂驻菌两种群体。其中，常驻菌主要有痤疮丙酸杆菌、表皮葡萄球菌等。暂驻菌则为棒状杆菌、需氧革兰阴性杆菌，以及能生产色素的微球菌。

当正常菌群失调后，皮肤就会出现不同病症，黄褐斑就是其中之一。曾有研究发现，与正常对照组相比，在黄褐斑皮损区，常驻菌痤疮丙酸杆菌有所减少，微球菌以及其他一些暂驻菌的活菌数和分离率则有显著增加。特别是能产生褐色素、橘黄色素的微球菌增加更为明显。

 为什么调节微生态能治疗黄褐斑？

黄褐斑是一种十分顽固的皮肤病，为治疗此病，许多专家殚精竭虑，想了许多办法。曾经有学者尝试用调节微生态的药物来治疗黄褐斑。他们发现，应用这些药物之后，在患者的皮损区域，痤疮丙酸杆菌的菌数和分离率均明显增加，能产生色素的微球菌分离率则有所减少。

并且这些学者还发现，在一定范围内，随着温度升高，能产生色素的微球菌活菌数量会逐步增加，产生更多的色素。在临床上，黄褐斑患者在春、夏、秋三季色素加深或复发，冬季减轻甚至消失，可能就是这个原因。

因此，调整皮肤正常菌群，即增加常驻菌、厌氧菌的数量和分离率，减少暂驻菌数量和分离率，维护皮肤菌群正常的生态平衡，增强皮肤黏膜的免疫及代谢功能，已经成为防治黄褐斑的一种重要手段。

 为什么干性皮肤易发生黄褐斑?

在正常情况下，人的皮肤可分为干性皮肤、油性皮肤、混合性皮肤和敏感性皮肤4种类型。其中，干性皮肤的特点，决定了其会比较脆弱，更容易受到伤害。

（1）水分含量少：黑色素的新陈代谢出现困难，不能及时、有序地被运送到表皮。

（2）皮脂缺乏：皮肤保湿功能弱，对日晒的防护作用弱，皮肤容易受到刺激，耐受度低。

（3）角质层较薄：阻隔、防护能力减弱，水分易流失，对外界刺激敏感，更容易发生轻微炎症，导致炎症后色素沉着。

 黄褐斑发生和微量元素有何关系?

在人体内，微量元素的量虽少，其所发挥的作用却不容小觑。曾经有学者研究了黄褐斑发病和微量元素的关系，他们发现，黄褐斑发病可能与血清中的某些酶，以及微量元素变化有关。

学者易运连等报道，在黄褐斑患者的血清中，超氧化物歧化酶（SOD）活性和维生素E含量均明显低于健康对照组，而丙二醛（MDA）含量则明显高于对照组。有学者研究发现，在黄褐斑患者的血清中，铜元素水平明显高于正常人。他们认为，是因为铜的含量增加，造成了皮肤组织的酪氨酸酶活性增强，最终导致了黄褐斑的发生或病情加重。

 哪些内在因素会引起黄褐斑?

众所周知，许多色素性皮肤病，比如雀斑、色素痣等，采用激光治疗，通常都会有不错的效果，但黄褐斑却是个例外。黄褐斑是一种病因复杂的疾病，单纯激光治疗很难取得满意疗效，通常需要内外兼修，才能达成目标。引起黄褐斑的内在因素包括以下几个方面：

（1）精神压力增加：当人们遇到突发事件，通常精神压力会增加，体内的肾上腺素分泌也会明显增多，进而影响色素代谢，导致面部的色斑加重。

（2）内分泌失调：怀孕及避孕药都会引起激素水平骤然变化，导致黑色素生成增加。

（3）新陈代谢缓慢：肝脏功能失常，卵巢功能下降，都有可能影响黑色素的代谢。

（4）遗传：研究证实，黄褐斑有一定的遗传倾向，并且和某些特定基因有关，特别是男性的黄褐斑和遗传的关系更加密切。

19 哪些外部因素能加重黄褐斑？

黄褐斑不同于一般的色素性皮肤病，黄褐斑的发生发展，与多种内外因素有关。其中，能够影响黄褐斑发病进程的外部因素包括以下几个方面：

（1）紫外线：经常露天工作的人，比如交通警察、建筑工人、社区工作人员等，由于经常受到日晒，皮肤不仅会老化加速，还会产生各种类型的色素沉着。

（2）不良护肤习惯：在现代生活中，由于过度清洁、过度护肤引起的皮肤问题比比皆是。其中，很重要的一个现象就是皮肤敏感性增高，对于化妆品、紫外线的抵抗力下降，进而导致色斑加重。

20 血管功能异常如何引起黄褐斑？

近几年，血管及循环功能异常对于黄褐斑的影响，受到了学者们的关注。

有研究表明，在黄褐斑皮损区域，真皮层的血管密度、管腔直径较正常皮肤明显增加，而且是以血管密度增加为主。学者研究发现，在食蟹猴的大脑内，血管内皮细胞也可以合成黑色素。这些研究从不同的角度，揭示了血管因素与黄褐斑可能存在的联系。

学者陈燕明等人，对部分黄褐斑患者的红细胞沉降率（血沉）、红细胞比容（红细胞压积）、血浆黏度、纤维蛋白等进行检测。结果发现，患者血浆黏度、纤维蛋白、红细胞比容和对照组相比，均存在明显的差异。他们认为，血液的血流动力学变化参与了黄褐斑发病过程。

 炎症反应对黄褐斑有何影响？

黄褐斑这种病，一直被认为是一种色素性皮肤病，貌似和皮肤炎症风马牛而不相及。但最近有学者发现，二者还是有一定关系的。

临床观察发现，皮肤炎症之后，出现色素沉着是很常见的现象。专家们通过研究发现，皮肤炎症可以导致表皮的基底细胞层破坏，出现色素失禁。或者是巨噬细胞吞噬了基底层的角质形成细胞和黑素细胞，致使黑色素在真皮浅层停留时间过长。

在化妆品使用不当，或受到过度日晒时，角质形成细胞会产生多种炎症因子，如前列腺素Ⅱ、一氧化氮等，使皮肤发生炎症反应，从而促进色素沉着。

目前，多数学者认为，皮肤炎症可以在某种程度上导致黄褐斑患者病情加重。

 黄褐斑与皮肤屏障受损有关系吗？

所谓皮肤屏障，指的是位于皮肤表面的一层特殊结构，主要包括表皮的角质层和皮肤表面的脂质膜。

近年来，皮肤屏障这个概念，受到了越来越多皮肤科医生、美容科医生的关注。他们发现，在皮肤屏障功能受到损害时，会出现许多皮肤问题。其中，黄褐斑的发生也与此有关。

首先，在皮肤角质层中水分减少时，角质形成细胞的功能与结构就会出现问题，不能将黑色素及时、均匀地运送到表皮。其次，皮脂腺分泌减少，使脂质膜变薄，皮肤对日晒的耐受性减弱，黑色素相关蛋白激酶活性增加，黑色素生成增加。再次，角质层相对较薄，皮肤对紫外线的吸收减少，对于日晒的耐受性下降，也可导致更多的黑色素生成。

 饮食与黄褐斑有何关联？

黄褐斑是一种病因复杂、病程漫长的疾病。合理的饮食，可以维持正常的新陈代谢，提升生活品质。同时，选择合适的食材、食物，也有助于疾病的康复。

如果在饮食中长期缺乏维生素（如维生素C、维生素E、维生素A等），或者谷胱甘肽、烟酸等，以及某些微量元素，均可能导致皮肤内的酪氨酸酶活性增加，进而使酪氨酸氧化成多巴，形成更多的黑色素，发生黄褐斑。

因此，适当选择富含维生素C、维生素B、谷胱甘肽、烟酸的食物，比如新鲜蔬菜、水果等，就可以抑制酪氨酸酶的活性，减少黑色素的生成，进而使黄褐斑患者病情缓解。

 男性黄褐斑是如何发生的?

在日常生活中，有"黄脸婆"说法，并无人说"黄脸公"，说明男性朋友很少得黄褐斑这个病。

流行病学研究发现，男性黄褐斑的发病率明显低于女性，男性和女性发病率之比约为1∶9。由于男性黄褐斑发病率比较低，关于男性黄褐斑的发病原理，目前的研究和报道也比较少。

通常认为，血清中雌激素、孕激素水平的增加是女性发生黄褐斑的主要病因，而男性黄褐斑的发病则主要和遗传有关。

临床表现

 黄褐斑对女性的伤害有多重?

黄褐斑这种病多发生于女性，皮损多发生在颜面部位，对女性的影响和危害要比男性更加严重。

☽ 女性相较于男性，更注重面部的健康和美丽。黄褐斑的出现将直接影响到患者的心情和自信，甚至危及心理健康。

☽ 黄褐斑是许多内科疾病的外在表现，比如肝脏疾病、甲状腺疾病等，这些疾病都需要认真对待。

☽ 黄褐斑常伴随着其他妇科病症，如附件炎、乳腺疾病、不孕症等，这些病症可能对女性造成一定的影响。

 黄褐斑常发生在哪些部位?

黄褐斑大多发生在女性的面部，粗看大致一样。仔细观察就会发现，不同患者的表现是有区别的。

黄褐斑皮损常出现在面部的 3 个区域：其中 50% ～ 80% 的病例，发生在面中部，如前额、鼻子和上唇等；其次是颧骨部位，即面颊部；下颌部的黄褐斑，老年人发病率较高，可能与长期、过度的日晒有关。

黄褐斑也可以发生在非面部部位，如颈部、胸部、前臂和上肢等，但这种情况十分罕见。

 黄褐斑可分哪些类型?

在日常生活中，我们对于黄褐斑患者的印象，总是有些模糊不清，似乎黄褐斑患者的表现总是一样的。患者不外乎中年女性，皮损为对称发生在两颊部的黄色、褐色斑片，实际上并非如此。

根据皮损的发生部位，黄褐斑可分为4种类型：位于面颊两侧，呈蝶形分布者为蝶形型黄褐斑；位于前额、颞部、鼻部和颊部者称面上部型黄褐斑；分布在颊下部、口周和唇部者称面下部型黄褐斑；如果皮损发生在面部大部分区域，则为泛发型黄褐斑。

按照发病原因来分，黄褐斑可分2种类型：无明显诱因可查者为特发型黄褐斑；由妊娠、绝经、口服避孕药、日光照射等原因引起者为继发型黄褐斑。

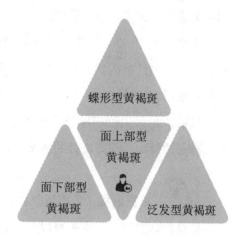

 黄褐斑有何临床特点？

李琳是一个大美女，无论走到哪里，都是人们关注的焦点。可是在2天前，突然发现自己两颧骨部位长了一些斑点，这可把她急坏了。匆忙来到附近一家医院的皮肤科，专家门诊的年医生接待了她。医生询问了病史，并仔细检查皮损部位，认为李琳是得了黄褐斑。

专家介绍，黄褐斑常见于中青年女性，尤其是妊娠期妇女更为多见。黄褐斑的皮损常发生在患者的颧骨突出部和前额部，也可侵犯眉弓、眼周、鼻梁、鼻翼以及上唇等部位。有时，在乳晕、外生殖器、腋窝和腹股沟等处，皮肤色素也会加深。皮损一般不会侵犯眼睑和口腔黏膜。

患者的皮损颜色深浅不定，有的呈黄褐色，有的呈暗褐色，或咖啡色。皮损形状也各不相同，有的呈圆形，有的呈条索状，或呈蝴蝶形。色斑边缘有的很清晰，有的有些模糊。皮损局部无炎症反应，无脱屑，也无瘙痒、疼痛等主观症状。

专家指出，患者皮损颜色的深浅可随季节、日晒及内分泌等因素发生变化。有时还与患者的精神状态有密切关系，精神忧郁、熬夜、过度疲劳等，都有可能导致黄褐斑患者病情加重。

李琳今年 38 岁，工作压力大，经常熬夜，有子宫肌瘤病史，这些都是黄褐斑发病的高危因素。不过目前疾病处于初发阶段，采取多种手段综合治疗，效果通常比较好。

最后，牟医生给李琳开了一些药物。并叮嘱她，一定要注意劳逸结合，保证充足的睡眠，保持良好的情绪，1 周后来复诊。

 根据病程，黄褐斑怎样分型？

根据发病过程，黄褐斑可以分为 3 种类型：①色素型（M）黄褐斑是以黑色素生成增加为主要特征。②血管型（V）黄褐斑，则以毛细血管扩张、破裂、溢出为主要表现。③混合型黄褐斑，兼具色素型黄褐斑及血管型黄褐斑的特征。色素优势型（M＞V），色素生成增加的特点更突出一些，而血管优势型（V＞M），血管病变的征象更为明显。

 如何用玻片压诊法辨别黄褐斑类型？

玻片压诊法，是一种常用的皮肤病检查方法。主要是采用玻片对皮损定位施压，观察局部血流变化，用于辨识许多皮肤病。

在皮肤科，医务人员常常通过玻片压诊法，来辨别黄褐斑的类型。具体方法是用玻片压迫黄褐斑皮损区域，查看其颜色变化。

（1）色素型（M）黄褐斑：皮损颜色无任何变化，因为黑色素不会因压力而改变位置。

（2）血管型（V）黄褐斑：皮损颜色消退，变成灰白色，这是因为受到挤压，局部血流减少的缘故。

（3）混合型（M＞V）黄褐斑：小部分红色消退，留下较大量黑褐色。

（4）混合型（V＞M）黄褐斑：大部分红色消退，仅留下少量黑褐色。

如何对黄褐斑进行分期?

学者张琼予等提出了黄褐斑分期的概念，他们根据患者的皮损表现将黄褐斑分为活动期和稳定期2个阶段：

（1）黄褐斑活动期：患者表现为近期皮损面积扩大，颜色加深，皮损泛红，搔抓后红色加重，采用玻片压诊有褪色现象。

（2）黄褐斑稳定期：患者表现为近期皮损面积无扩大，颜色无加深，皮损无泛红，采用玻片压诊不褪色。

处于不同阶段的黄褐斑患者，需要采用不同的治疗手段，这样，才有可能取得比较理想的疗效。

 黄褐斑活动期炎症细胞有何变化?

黄褐斑多发于女性，是一种很常见的色素性皮肤病。为了更有效地指导治疗，近年来，有学者将黄褐斑分为活动期和稳定期2个阶段。

研究发现，在黄褐斑活动期，患者的炎症细胞、血管数量等均高于稳定期。还有学者报道，在黄褐斑的皮损区域，伴有炎症细胞浸润的患者，基底部色素沉着程度更重，他们认为，皮肤炎症可能会诱发或导致黄褐斑患者病情加重。

另有学者发现，在黄褐斑活动期，患者皮损部位的炎症细胞较多。他们建议，将炎症细胞增多作为一个重要的参考指标，来判断黄褐斑是否处于活动期。

 临床分期对黄褐斑治疗有何价值?

关于黄褐斑的临床分期研究，正成为皮肤科领域的一个新热点。根据临床表现，以及无创性皮肤检测技术，可以将黄褐斑分为活动期和稳定期2个阶段。树突状细胞活跃度、炎症细胞、血管数量等，可以作为分期的主要参考指标。

处于活动期的黄褐斑应先稳定黑素细胞功能、抗炎、改善血流淤积、修复皮肤屏障。处于稳定期的黄褐斑,则需采用外用祛斑产品、激光、强脉冲光、化学换肤等多种手段进行综合治疗。

辅助检查

 黄褐斑有哪些辅助检查项目？

黄褐斑是一种常见的色素性皮肤病，典型的黄褐斑仅根据临床特征即可诊断。但是，有时候黄褐斑需要与其他一些疾病进行鉴别。这就需要借助一些辅助检查项目，比如病理检查、伍德灯、皮肤镜、反射式共聚焦显微镜、VISIA 皮肤检测仪等。

这些辅助检查项目，可以帮助皮肤科医生对黄褐斑进行诊断、鉴别诊断、分型、分期。并且对于制订治疗方案、判断疗效也有很大帮助。

 什么叫伍德灯？

伍德灯是皮肤科医生很喜欢用的一种诊断工具，在皮肤科领域具有很高的知名度。

伍德灯的工作原理，就是通过一种含有氢化镍成分的滤片，获得320～400纳米波长的长波紫外线，并借助这种紫外线，照射患者的皮损部位。如果黑色素减少则折光性强，表现为浅色。如果黑色素增加则折光性弱，表现为暗色。通过这种方式，可以鉴别不同类型的皮肤病。

这些疾病包括：色素性皮肤病，如白癜风、贫血痣、黄褐斑、咖啡斑等；感染性皮肤病，如头癣、白癣、花斑癣等；另外，还有某些肿瘤，如色素痣、神经纤维瘤、基底细胞癌等。

 伍德灯下，各类黄褐斑有什么特点？

根据在伍德灯下的表现，可分为表皮型黄褐斑、真皮型黄褐斑、混合型黄褐斑、不确定型黄褐斑等。

在伍德灯下，表皮型黄褐斑色素程度加深，真皮型黄褐斑变化不大，而混合型黄褐斑可同时出现以上两种情况。如在自然光下检查，表皮型黄褐斑表现为淡褐色，真皮型黄褐斑呈蓝灰色，混合型黄褐斑呈深褐色。

 伍德灯对黄褐斑治疗有什么帮助?

采用伍德灯照射，以及用玻片压迫黄褐斑皮损，可见到多种不同的表现。对于不同情况的患者，治疗方法也有所不同。

如果皮损在伍德灯下色素增强，玻片压诊不褪色，治疗时应以抑制酪氨酸酶活性、减少黑色素合成及转运、促进黑色素降解为主要目标。

在伍德灯下，如果皮损部位的色素大部分增强，在玻片压诊时少许色斑颜色变淡，或者在伍德灯下，皮损部位色素少量增强，在玻片压诊时大部色斑颜色变淡，说明有血管及炎症因素参与，在治疗时应在抗炎、改善微循环（如用灯盏细辛、甘草酸苷等）的基础上，给予抑制黑色素合成的药物。

 什么叫皮肤镜?

皮肤镜又称皮表透光显微镜，是近年来逐渐普及的一种皮肤科检查设备。皮肤镜对于皮肤科医生来说，就像耳鼻喉科医生拥有耳镜一样，是一种不可或缺的工具。

早在 1989 年，德国学者就根据皮肤肿瘤表面颜色的变化，以及与病理变化的关联性，在汉堡制定了一套诊断标准，由皮肤镜所观察到的色素形态来协助辨识皮肤良性肿瘤和恶性肿瘤。

时至今日，皮肤镜在皮肤科已经得到更加广泛的应用。皮肤镜检查，对于辨识黄褐斑、白癜风、玫瑰糠疹、银屑病、扁平苔藓、斑秃、汗孔角化症等疾病均具有一定价值。

 皮肤镜对黄褐斑的诊治有什么作用?

皮肤镜作为皮肤科医生的新宠，在黄褐斑的诊治过程中，表现不俗，令人印象深刻。

黄褐斑皮损的镜下表现，主要为淡黄褐色、均匀一致的斑片，或深褐色斑点，也可以见到毛细血管网和淡红色斑片，同时还可以看到皮肤表面的毳毛增粗变黑。

 如何用皮肤镜进行黄褐斑鉴别诊断？

尽管黄褐斑的临床表现比较典型，容易诊断，但是仍然有一些疾病可能与黄褐斑混淆，比如氢醌引起的褐黄病、雀斑、炎症后色素沉着等。此时，皮肤镜就派上了用场。

在皮肤镜下，这几种病可以说是"眉清目秀、特色鲜明"。褐黄病的表现为蓝灰色、大颗粒状的不均匀斑片；雀斑表现为圆形或椭圆形淡黄褐色斑片，可见边界清晰的褐色沙粒状斑点；激光治疗术后的炎症后色素沉着表现为淡红色或淡黄色斑片，质地不均匀，形状不规则。

总之，有了皮肤镜检查，这几种病症的辨识就不再困难啦。

 皮肤镜诊断黄褐斑有何优势？

在临床上，黄褐斑主要表现为浅褐至深褐色、形状不规则的斑片。对于典型的皮肤损害，此病不难诊断。如果这个病不按常理出牌，皮损面积较小，发病部位不典型，则难以准确判断。并且，由于患者常以美容目的来就诊，多数人不愿去做组织病理检查。

皮肤镜是针对色素性皮肤病的一种无创性检查手段，并且黄褐斑的皮肤镜特征与病理改变存在一定联系。因此，对表现不典型、疑诊为黄褐斑的患者可以进行皮肤镜检查，以明确诊断。

 何谓 VISIA 皮肤检测仪？

VISIA 皮肤检测仪，在皮肤美容界一直是一种"高大上"的存在，如今却逐渐进入了"寻常百姓家"。

简而言之，VISIA 皮肤检测仪是一种新型设备，它的特长就是能够对皮肤的病理特征进行定量分析。具体来讲,这种设备能够针对皮肤的色斑、毛孔、皱纹、平整度、卟啉、紫外线斑和日光损伤等多种元素进行定量评估,从而得出独特的结论。

VISIA 皮肤检测仪的工作原理,是运用先进的光学成像和软件科技,即时测出和分析表皮的斑点、毛孔、皱纹和皮肤纹理,以及由于紫外线照射而产生的皮下血管和色素性皮肤病,如卟啉、褐色斑、红斑等,并提示因它们而引起的黄褐斑、痤疮、酒渣鼻等病症,最终用来帮助皮肤科医生设计出合理有效的治疗方案。

 根据 VISIA 皮肤评估,黄褐斑如何分型?

为了对黄褐斑进行分类,VISIA 可谓煞费苦心。

首先,根据黄褐斑皮损处皮肤屏障及微环境的变化,以及 VISIA 皮肤评估结果,黄褐斑可以表现为红色区正常,肉眼色斑及褐色斑分布等 3 种形态。

而皮肤屏障功能的非正常型,则包括伴血管扩张型黄褐斑、伴炎性刺激型黄褐斑、伴含铁血黄素沉积型黄褐斑等几种情况。

其中,伴血管扩张型黄褐斑,表现为红色区成像改变与褐色斑分布。

伴炎性刺激型黄褐斑,如伴发酒渣鼻样皮炎,表现为褐色斑分布状况与红色区成像特征。

伴含铁血黄素沉积型黄褐斑,则可表现为肉眼色斑、褐色斑、血管状态改变 3 种特征。

 显微镜下黄褐斑有何特点?

病理检查,并非黄褐斑患者的必检项目,不过,黄褐斑在显微镜下的表现还是很有个性的。

在显微镜下,黄褐斑主要表现为表皮基底层和棘层内的黑色素增加,但是却没有黑素细胞的增殖。在真皮上部可以看见处于游离状态的黑色素颗粒,也有一些黑色素颗粒已经被噬黑素细胞所吞噬。有时,还可以在血管和毛囊周围看见少量的淋巴细胞聚集。

如果采用糖原染色（PAS）和Ⅳ型胶原免疫组化染色，可分别发现有95%和83%的黄褐斑患者皮损处基底膜带被破坏，不再光滑、连续。同时，黑素细胞向下突破基底膜带，悬垂在真皮乳头层上，成为黄褐斑的特征性表现。

另外，与病灶周围正常皮肤相比，皮损处的血管数量、大小和密度均明显增加。

 依据病理变化黄褐斑分几型?

黄褐斑有许多分类方法。依据病理改变，可分为：表皮型黄褐斑、真皮型黄褐斑和混合型黄褐斑。

（1）表皮型黄褐斑：表现为表皮各层色素含量增加，尤其是基底层更为明显。在表皮内，黑素细胞普遍增大，树突突出，黑色素小体增多。在伍德灯下则显示表皮内色素沉着增强。

（2）真皮型黄褐斑：在浅表和深层真皮中均可见到黑素细胞。此外，在黑色素沉着增多区域，真皮中可见淋巴细胞的聚集。皮肤病理表现还包括弹性组织变性和血管增生。

（3）混合型黄褐斑：则兼具表皮型黄褐斑和真皮型黄褐斑两种类型的病理特点。

 反射式共聚焦显微镜是什么设备?

提起反射式共聚焦显微镜，大家可能会有些陌生。这到底是怎样一种东西呢？

所谓反射式共聚焦显微镜，实质上是一种新型的皮肤检测设备。这种设备可以在细胞水平，对皮肤进行无创、实时、动态性成像。

反射式共聚焦显微镜，最初只是被用于各种皮肤肿瘤的早期诊断，而目前已被广泛应用于炎症性皮肤病、色素性皮肤病的诊断和鉴别诊断。

 在反射式共聚焦显微镜下黄褐斑有何特征?

反射性共聚焦显微镜，是一种新型的皮肤检测设备。在这种显微镜下，黄褐斑皮损有一些特征性表现。

根据在反射式共聚焦显微镜下色素增加的位置，可分为表皮型黄褐斑（色素增加仅限于表皮）和混合型黄褐斑（色素增加位于表皮和真皮）两种类型。特别需要强调的是，在临床上并没有真正意义上的真皮型黄褐斑。

在反射式共聚焦显微镜下，可见表皮的基底层有较多的、高折光的树突状细胞，提示皮损处于活跃状态。通过反射式共聚焦显微镜，可对治疗后表皮内色素分布密度和折光性进行连续观察，以评估某种措施的治疗效果。

15 黄褐斑如何借助显微镜和皮肤镜选择治疗方案？

反射式共聚焦显微镜和皮肤镜都是动态性检查项目，利用这类设备，可以更有效地对黄褐斑进行分型，选择合适的治疗方案。

在反射式共聚焦显微镜下，观察黑素细胞树状突数量和色素的分布，有助于选择不同的治疗方案。如色素颗粒以表皮分布为主，黑素细胞树状突起较多，且近期有暴晒史，应以药物治疗为主，不建议激光治疗。

在皮肤镜下，发现黄褐斑皮损处血管数量增加，并有血管形态改变。对于这类患者，应考虑给予氨甲环酸及激光治疗。

诊断和鉴别

 诊断黄褐斑应符合哪些条件？

2003 年，中国中西医结合学会皮肤性病专业委员会色素病学组推出了《黄褐斑诊断标准》，提出诊断黄褐斑的必备条件：

☙ 皮损发生在面部，表现为淡褐色至深褐色的斑片，界限清楚，通常对称分布，无鳞屑及炎症表现。

☙ 患者无明显自觉症状。

☙ 多发于女性，主要在青春期之后发生。

☙ 有一定的季节性，通常夏天病情较重，冬季颜色变淡。

☙ 需排除其他疾病，如颧部褐青色痣、里尔黑变病（瑞尔黑变病），以及色素性扁平苔藓等。

 雀斑与黄褐斑有啥不同？

雀斑和黄褐斑同为女性多发的色素性疾病，皮损多发生在面部，病情夏天严重，冬天较轻。但二者也有不同之处。

雀斑，斑点较小，为芝麻、沙粒状，散在分布，不融合，多发于青少年，可有家族史。

黄褐斑多见于中青年女性，皮损常发生在面部的颧骨、前额及上唇，多对称分布，呈蝴蝶状。初发时色如尘垢，日久加深，变为浅灰褐色或深褐色。大小不定，斑点边缘清晰，表面光滑，无炎症反应，无痛痒。女性患者多伴有月经紊乱、经前乳胀，或其他慢性病症等。

如何对艾迪生病与黄褐斑进行鉴别?

黄褐斑和艾迪生病，似乎这二者之间并无关联。但是，这两种病都会出现面部色斑，有必要一起讲一下。

黄褐斑常见于中青年女性，皮损多位于面部。皮损表现为黄褐色、灰褐色斑片，表面光滑，无炎症或脱屑反应。

艾迪生病，又称慢性肾上腺皮质功能减退症，主要表现为青黑色、棕褐色斑片，呈弥漫性分布。除面部皮损之外，四肢屈侧面、掌跖部，以及外伤瘢痕处也可见明显色素沉着。常伴有食欲差、消瘦、乏力等全身症状。

 里尔黑变病与黄褐斑有何区别?

里尔黑变病和黄褐斑这两种病，均可发生在面部，表现为灰色、褐色斑片。但二者也有各自的特点。

里尔黑变病，皮损多位于患者的前额、颧部和颈侧。在色素斑上常有糠秕样鳞屑。其发病主要与接触某些化学物质有关，比如，汽油、煤油、橡胶制品、劣质化妆品等。

黄褐斑多发生在中青年女性，皮损常发生在面部。皮损表现为黄褐色、灰褐色斑片，表面光滑，无脱屑，也无疼痛、瘙痒等症状。

 太田痣与黄褐斑有何区别?

太田痣与黄褐斑同为面部色素性皮肤病，但二者各有不同。

太田痣在人群中的发病率是比较低的。此病常发生于儿童及青少年，多在出生时发现。好发于眼睑、前额及颧部，有时也可波及巩膜。皮损为蓝色或黑褐色的斑片，通常仅局限于面部的一侧。

黄褐斑常见于中青年女性，皮损为淡褐色至深褐色斑片，形态多不规则，边界清楚或模糊不清。典型的皮损在面颊两侧呈蝶形分布。皮损常对称分布于面部，皮损表现为黄褐色、灰褐色斑片。

如何区分颧部褐青色痣与黄褐斑?

颧部褐青色痣与黄褐斑皆为褐色斑片、斑点,多发生在中青年女性。二者有许多相似之处,但也有一些区别。

颧部褐青色痣,多发生于 16 ～ 40 岁的女性,常对称分布在颧部,皮损为直径 1 ～ 5 毫米灰褐色斑点,也可融合成片。

黄褐斑多发生于中青年女性。皮损常对称发生在面部,表现为黄褐色、灰褐色斑片。其发病主要和内分泌失调、日晒、使用伪劣化妆品等因素有关。

 老年斑与黄褐斑有什么不同?

老年斑和黄褐斑都多发于面部,有时需要进行鉴别。

老年斑的发病人群为 45 岁以上的中老年人,男女都可发病。这是一种发生在皮肤表面的良性肿瘤。主要表现为高出于皮肤表面的黄褐色、黑色扁平的斑疹或斑块,头面部及全身均可发生。

黄褐斑的发病人群是中青年女性,男性也可发病,但很少见。此病主要表现为面部的黄褐色、灰褐色斑片,常两侧对称,表面光滑,无炎症,无增生。除面部之外,其他部位很少出现皮损。

 如何辨别盘状红斑狼疮与黄褐斑?

盘状红斑狼疮和黄褐斑,有很多相像的地方。比如,常发生在中青年女性,皮损多位于面部中央部位,两侧对称,可对女性容貌造成一定的伤害。但二者也有各自的特点,可以进行区别。

盘状红斑狼疮,为发生在面部的红斑,有时为褐色,在鼻及鼻梁两侧,可呈蝴蝶状。边缘略高起,呈盘状,上附灰白色黏着性鳞屑,将鳞屑剥去,可见毛囊口扩大,并有角质栓嵌入。

黄褐斑,常出现在鼻梁部位及两侧颊部,呈蝴蝶状。主要表现为黄褐色、灰褐色的斑片,表面光滑,无脱屑,无炎症,无疼痛或瘙痒等症状。其发病与日晒、内分泌失调、药物或化妆品及某些慢性疾病有关。

药物治疗

 黄褐斑的治疗方针是什么?

黄褐斑是女性多发的一种皮肤病。黄褐斑的病因比较复杂,在治疗的时候,应尽可能寻找病因,并分别给予处理。

☺ 要注意防晒,应用广谱的遮光剂(吸收中波紫外线和长波紫外线),即可以改善患者的病情。

☺ 要积极治疗伴随的相关疾病,比如月经不调、乙型肝炎、子宫肌瘤等。

☺ 在妊娠期间,女性要适当补充富含维生素 C 和维生素 E 的食物,注意保持豁达乐观的情绪。

☺ 要祛除可能的诱发因素,比如日晒、服用避孕药、熬夜等。

☺ 要注意恢复皮肤屏障功能,可以应用具有保湿、抗过敏作用的护肤品。

☺ 还要注意应用能抑制黑色素生成、改善血液循环的药物。

 黄褐斑该如何治疗?

> 有一天,小絮医生通过微信给我留言,说她遇到了一位女性患者,35 岁,两侧颧骨部位出现黄褐色、灰褐色斑片,有 2 年了。她怀疑是黄褐斑,问我该如何处理。

我仔细看了她发来的图片,又询问了其他一些信息,认为患者是得了黄褐斑。

目前治疗黄褐斑的方法有很多。比如,可以口服维生素 C、维生素 E,或根据中医辨证,选用逍遥丸、六味地黄丸等药物。也可以局部使用 20% 壬二酸霜，3% 氢醌霜等制剂外搽，有的效果还不错。

另外，我建议小絮医生，也可采用"维生素 C 冲击疗法"治疗黄褐斑。具体方法是：5% 葡萄糖注射液 250 毫升、维生素 C 3 克，静脉滴注，连续 10 天。随后休息 20 天，再进入下一疗程。如此连续 3 个疗程，可望在较短时间内取得明显效果。

 哪些药物能治疗黄褐斑？

与其他色素性皮肤病不同的是，黄褐斑的发病过程，与多种内外因素密切相关。因此，药物治疗对于黄褐斑患者的康复来说，十分重要，其中包括以下两类：

（1）外用药物：对药物敏感的患者，单纯外用药就可达到明显效果。其作用机制是抑制黑色素合成，促进其分解。比如左旋维生素 C 制剂、氢醌乳膏、熊果苷霜等效果就不错。但是，这些都需要在医生指导下来应用。

（2）内用药物：抗氧化药物，如谷胱甘肽、维生素 C 、维生素 E、烟酰胺等，抑制纤溶药物氨甲环酸等，也可以应用。

 为什么维生素 C 能治疗黄褐斑？

维生素 C 是最早应用于黄褐斑治疗的一种药物。维生素 C 之所以拥有这样的能力，是因为它具有一些特殊的功能。

维生素 C 属于一种抗氧化剂，它能够阻止多巴氧化为多巴醌，抑制黑色素的生成，对已形成的色斑具有促进消退的作用。同时，维生素 C 还可以减少长波紫外线、中波紫外线的照射作用，消除氧自由基，抑制黑色素生成。

维生素 C 的每日用量为 1～3 克，疗程为 2～3 个月。

 维生素 E 能治疗黄褐斑吗？

维生素 E 又称生育酚，也属于抗氧化剂。此药可提供具有活性的氢原子，与氧自由基结合，从而干扰脂类物质的过氧化反应，抑制黑素细胞增殖。维生素 E 与维生素 C，两者可以协同抵御紫外线，预防色素沉着的发生。

常用的方法是：给予维生素 C 每日 0.6 ～ 1.2 克，维生素 E 每日 0.2 克，胱氨酸每日 0.3 ～ 0.6 克等，分次口服。

 如何使用谷胱甘肽治疗黄褐斑？

有研究表明，谷胱甘肽在清除自由基的同时，还能还原其他的抗氧化药物，促使已进入老化进程的维生素 A、维生素 C、维生素 E 等，返老还童，再立新功。因此，有学者推测，谷胱甘肽联合其他抗氧化物，可以加强黄褐斑的治疗效果。

治疗黄褐斑可以用维生素 C 3 克 / 次，谷胱甘肽 400 毫克 / 次，加入 5% 葡萄糖或 0.9% 生理盐水 50 ～ 250 毫升中，缓慢静脉注射或静脉滴注，每周 2 次，10 ～ 20 次为 1 个疗程。

 氨甲环酸是怎样一种药物？

在治疗黄褐斑的众多药物中，氨甲环酸可谓是鹤立鸡群，独树一帜。如果你因为黄褐斑到皮肤科就诊，医生大多都会推荐氨甲环酸这种药物。

氨甲环酸并不是一个新面孔。氨甲环酸是一种知名的氨基酸类抗纤溶药，在临床上已经应用许多年。20 世纪 70 年代末，有学者报道，采用氨甲环酸治疗黄褐斑，取得了较好疗效。此后，就有越来越多的医生用此药来治疗黄褐斑。

国外学者卡祖萨和雅舒斯曾对氨甲环酸的治疗机制进行研究，发现氨甲环酸能够通过抑制酪氨酸酶活性，阻碍纤溶酶原向纤溶酶转化，从而阻断黑素颗粒从黑素细胞到角质形成细胞的转运过程，最终达到去除色斑的目的。

 为什么氨甲环酸能治疗黄褐斑？

氨甲环酸是治疗黄褐斑的一种骨干药物。关于氨甲环酸治疗黄褐斑的机制，学者们进行了深入的研究。

他们发现，氨甲环酸可以直接与酪氨酸酶进行竞争，干扰酪氨酸酶对酪氨酸代谢的催化作用。也可能是通过抑制纤溶酶原——纤溶系统，阻碍黑色素颗粒的转运过程，达到祛斑目标。

氨甲环酸的美白效果明显，有学者研究发现，氨甲环酸的祛斑功效比维生素 C 高约 50 倍，是果酸的近 10 倍。

 9 如何使用氨甲环酸治疗黄褐斑？

口服氨甲环酸，治疗黄褐斑，用量为 250 毫克，每日 2～3 次。至少需要坚持用药 2 个月。

通常患者服药 1～2 个月之后，色斑开始出现淡化，轻中度患者通常服用 6～12 个月，病情即可有明显改善。

考虑到氨甲环酸存在抗凝作用，既往患有血栓、心绞痛、中风病症的人，不能应用此药。在应用氨甲环酸时，医生应注意监测患者的凝血酶原时间、部分活化凝血酶原时间等。

 10 氨甲环酸有哪些副作用？

对于黄褐斑患者来说，氨甲环酸是一种很好的药物。但是氨甲环酸也存在一些副作用，需要提高警惕。根据国内报道，氨甲环酸最常见的不良反应，是轻度的胃肠道不适和月经量减少。氨甲环酸引起的胃肠道反应，可以通过餐后服药的方式进行缓解。

如果出现月经量减少的情况，患者可在经期暂停应用此药。

需要提醒的是，美国食品药品管理局（FDA）在批准氨甲环酸治疗月经量过多时，建议不要与避孕药同时使用，避免增加血栓、中风和心脏病等病症的风险。

 11 哪些患者禁用氨甲环酸？

氨甲环酸是治疗黄褐斑的常用药物，但也不是万能的，也有局限性。

但凡遇到伴有下列疾病的黄褐斑患者，不能应用氨甲环酸：

☺ 孕妇及哺乳期妇女。

☺ 治疗前实验室检查有凝血倾向者。

☺ 曾经有血栓形成、心绞痛、心肌梗死、脑缺血病史者。

☺ 有其他不适，如对疗效期望值过高以及不能配合治疗者。

 烟酰胺能治疗黄褐斑吗？

烟酰胺，是烟酸的一种代谢产物。研究显示，此药具有抗氧化作用，可以防止氧自由基的生成，抑制黑色素小体的转化。因此可用于治疗黄褐斑。

另外，托吡酯、茶多酚、黄酮醇类也可以用于治疗黄褐斑。曾有学者报道，对有色素沉着、瘢痕等疾病的患者，给予托吡酯口服，每日 15 毫克，治疗 1 个月，取得了较好效果。茶多酚 0.2 克，每日 3 次口服；黄酮醇类（如银杏叶、沙棘制剂）等治疗黄褐斑，也有一定疗效。

 治疗色素型黄褐斑可选哪种方案？

不同类型的黄褐斑，应选择不同的治疗方案，才能取得较好的效果。

按照发病过程，黄褐斑可分为血管型黄褐斑、色素型黄褐斑、混合型黄褐斑 3 种类型。其中，对于色素型黄褐斑，主要是通过抑制酪氨酸酶的活性，来减少黑色素的生成。

药物包括：谷胱甘肽 400 毫克，每周 2 次，静脉滴注；氨甲环酸 0.25 克，每日 2 次，口服，连用 3 个月；波长为 1 064 纳米的调 Q 激光（Q 开关激光），低能量大光斑，每周 1 次，连续 10 次；左旋维生素 C，表皮导入，每周 1 次；果酸（20%～50%），每周 1 次，共 8 次。

14 血管型黄褐斑可选哪种治疗方案？

血管型黄褐斑，以血管增生及血流增加为主要表现。对于此种类型的黄褐斑，治疗策略主要是要改变血流量，增加皮肤的氧含量。

包括：灯盏细辛 20 毫升，静脉滴注，两周 1 次，连用 1 个月；丹参片 2 片，每日 3 次，口服，连用 3 个月。

对于混合型黄褐斑，既有黑色素生成增加，又存在血管、血流问题，此时就应该两者兼顾，选择合适的治疗方案。

儿茶素治疗黄褐斑效果怎样?

提起儿茶素,知道的人并不多。儿茶素是从绿茶中提取的一种化学物质。在此物的化学结构中,含有一种活性成分叫羟基氢,它可以捕捉过量的氧自由基,终止其连锁反应,从而抑制黑素细胞的增殖,减少黑色素的生成。

实验证实,儿茶素具有很强的抗氧化活性,其清除自由基的作用比维生素C、维生素E等抗氧化剂更强。使用方法为:儿茶素胶囊100毫克,每日3次,口服,并用3%儿茶素外擦患处,每日2次,有一定的疗效。

16 碧萝芷能治疗黄褐斑吗?

近几年,在皮肤美容界,碧萝芷初露头角。

碧萝芷是从松树皮中提取的一种化学物质。科学家进行体外实验,发现碧萝芷的抗氧化作用,远远强于维生素C和维生素E。并且,此物能促进维生素C的再循环和维生素E的再生,增强体内抗氧化酶的功能。

目前,碧萝芷主要用于治疗女性黄褐斑,每次25毫克,每日3次口服。总有效率可达80%以上,且未发现明显的不良反应。

17 原花色素治疗黄褐斑效果如何?

目前,在皮肤美容界,原花色素是一种比较热门的药物。

原花色素为葡萄籽的提取物,研究证实,其抗氧化作用是胶原蛋白、维生素C、维生素E的20倍以上。此药能使黄褐斑患者的黑素指数、斑片大小等得到明显改善。

4-羟基白藜芦醇,也来源于葡萄,为红葡萄皮提取物。研究证实,此物具有褪色、抗氧化等作用,其褪色疗效是曲酸的32倍。此药可以与酪氨酸酶可逆性结合,抑制酪氨酸酶活性,最终减少黑色素生成。

 川芎嗪治疗黄褐斑效果怎样?

研究发现,体内黑色素的生成,是酪氨酸氧化反应的结果。脂质过氧化物（LPO）作为启动因素，可使这一反应加速，黑色素形成增多。

有学者报道，川芎嗪能明显降低黄褐斑患者血清中脂质过氧化物的含量，增加血清中超氧化物歧化酶的含量，从而减少黑色素的生成。

其用法为：川芎嗪注射液 160 毫克，加入 5% 葡萄糖 250 毫升中，静脉滴注，每日 1 次，疗程 15 天。

局部治疗

 黄褐斑为何要进行外治?

黄褐斑是一种女性多发的皮肤病。黄褐斑皮损多位于面部，可对患者的颜值造成一定程度的伤害。

黄褐斑是一种以内分泌失调为主的疾病，与多种慢性疾病有关联。同时，还和日晒、使用劣质化妆品、美容不当、不规范用药等外部因素有着密切关系。

因此，黄褐斑需要采用西药、中药、激光、强脉冲光等多种手段，进行综合治疗。

 氢醌是怎样一种药物?

氢醌，又称苯二酚，在治疗色素性皮肤病方面，知名度很高。由于氢醌在常态下很容易被氧化，难以储存，这就在某种程度上限制了该药的应用。

氢醌的化学结构与多巴类物质的结构很相似。此药可以竞争性地与酪氨酸酶受体相结合，抑制酪氨酸酶的活性，从而阻断多巴转化为黑色素，使黑色素小体合成减少，分解增加，最终达到脱色祛斑之目的。

目前，在临床上经常使用的剂型为 2% ～ 5% 氢醌乳膏。应用氢醌治疗黄褐斑时，应注意避光保存。

熊果苷能治疗黄褐斑吗?

赵琳今年 57 岁,面部长了黄褐斑,已经 2 年多了。听说,有一种名为熊果苷的药物能治疗黄褐斑。她就打电话询问皮肤病专家潘医生,熊果苷可以治疗她的黄褐斑吗?

专家指出,熊果苷,只是从熊果类植物中提取的一种成分。这种物质的化学结构与氢醌类似,也可以用来治疗黄褐斑。并且其化学性质十分稳定,细胞毒性也比较小。

学者莫拉哥等人,曾经观察了 102 例黄褐斑患者,其中治疗组 54 例,每日 2 次外用熊果苷乳膏,连续使用 8 周。结果显示,黄褐斑患者的皮损有明显消退,而且未发现有明显不良反应。

最后,潘医生提醒赵琳,熊果苷这种药物,她可以试试。同时,建议赵琳抽时间到正规医院的皮肤科看一下,进行综合治疗,效果会更好。

 治疗黄褐斑的脱色剂有哪些?

黄褐斑是因为黑素细胞活性增加、黑色素生成过多而引起的一种疾病。因此,可以使用脱色剂来治疗此病。

常用的脱色剂包括:10% ～ 20% 过氧化氢溶液、10% ～ 20% 白降汞软膏,10% ～ 20% 壬二酸霜、10% 尿素霜、5% 氢醌霜、0.05% ～ 0.1% 维 A 酸霜、0.05% 维 A 酸溶液,5% 吲哚美辛霜、维生素 E 霜等。外涂患处,每日 2 次。

若外用 3% ～ 5% 5- 氟尿嘧啶霜剂之后,再外涂以上制剂,效果会更好。

5 能用壬二酸治疗黄褐斑吗?

小柴是我的学生,从学校毕业之后,到当地乡卫生院工作。前几天给我打电话,问能否用壬二酸来治疗黄褐斑?

我告诉小柴,壬二酸是一种常用的皮肤脱色剂。曾有学者报道,他们采用含 20% 壬二酸的混合制剂治疗黄褐斑,取得了很好效果。

壬二酸治疗黄褐斑的主要原理是,作用于黑素细胞中的酪氨酸酶,同时,可抑制线粒体氧化还原酶活性,以及脱氧核糖核酸(DNA)的合成,对黑素细胞产生毒性作用,使之变性坏死。另外,壬二酸还可以降低活性氧,减少氧化反应,发挥抗炎、抗菌及去色素作用。

我提醒小柴,使用壬二酸治疗黄褐斑,应保持足够的耐心。壬二酸的常用制剂为 15% ~ 20% 的乳膏,此药作用缓慢,需要使用较长时间,才能看到明显的疗效。

6 维 A 酸治疗黄褐斑效果怎样?

维 A 酸类药物,知名度很高,用于治疗银屑病、痤疮等常见病,取得了很好的效果。维 A 酸类药物,外用治疗黄褐斑,效果也不错。

研究发现,维 A 酸类药物,能够干预黑色素的正常代谢,提升表皮更新速度,促进角质形成细胞脱落,从而清除角质形成细胞中的黑素颗粒。维 A 酸类药物,还能够降低酪氨酸酶的活性,抑制黑色素的生成。

在临床上,维 A 酸类药物的浓度为 0.05% ~ 0.1%,通常需要用药 6 个月。由于治疗时间较长,容易出现皮肤刺激反应,如红斑、脱屑、炎症后色素沉着等。因此,专家建议采用联合疗法替代单纯维 A 酸治疗。

7 三联霜治疗黄褐斑效果如何?

三联霜疗法最初起源于美国,三联霜指的是由 4% 氢醌、0.01% 氟轻松及

0.05% 维 A 酸组成的混合制剂。

三联霜治疗黄褐斑的基本原理是：氢醌能够竞争性抑制酪氨酸酶的活性，影响黑色素小体生成；氟轻松能够抑制表皮细胞中前列腺素或细胞因子，具有抗炎作用，同时还能干扰黑素细胞代谢，降低氢醌及维 A 酸对皮肤的刺激；维 A 酸则能够避免氢醌被氧化，增加其渗透性，减少黑色素生成。

三强联合，取长补短，既提高了疗效,同时减少了不良反应的发生。因此，三联霜被称为对付黄褐斑的"黄金搭档"。

 三联霜有什么不良反应？

三联霜疗法治疗黄褐斑，具有较好的效果。但是，有时也可以出现一些不良反应。

比如，应用三联霜，可出现局部刺激、红斑和脱屑等症状，这些症状大多比较轻微,无须停药。根据临床观察,疗程越长,发生不良反应的概率越大。

曾经有学者做大样本、多中心临床观察，共入选 228 例黄褐斑患者，经过 1 年多的临床随访，发现三联霜疗法安全、有效，长期使用，不良反应发生率较低。

 氨甲环酸外治黄褐斑效果好吗？

氨甲环酸是治疗黄褐斑的药物，主要用药方式是口服或注射。根据学者们的研究成果，氨甲环酸局部应用治疗黄褐斑，也是有效的。

目前，氨甲环酸的外用制剂，是传明酸抑黑精华素。此药能抑制黑色素形成，促进黑色素的代谢。因此，可以用于治疗黄褐斑。

此外，内含氨甲环酸的护肤品（如面膜等），由于经过特殊处理，相对容易吸收，治疗黄褐斑,具有一定效果。其用法为每晚 1 次,2 个月为 1 个疗程。当然，此法配合药物导入、激光，以及系统用药，效果会更好一些。

 防晒霜对黄褐斑有效吗？

日晒是黄褐斑发生、发展的重要原因之一。严格防晒对于控制黄褐斑病情有明显作用。

在临床上，常用防晒霜遮盖皮肤，以减少日光的吸收。防晒霜主要分为两类：一类是通过吸收光线，来减少皮肤对日光的吸收；另一类是通过不透明物质来反射光线，减少皮肤对日光的吸收。

防晒霜的主要化学成分有 3 种，包括对氨基苯甲酸、二苯甲酮和二苯甲酰基甲烷等，主要吸收 280 ～ 320 纳米波长的中波紫外线。对于黄褐斑治疗及疗效维持，防晒霜具有不可替代的作用。

 曲酸治疗黄褐斑效果好吗？

内科的黄芩医师，今年 43 岁，人很漂亮，只是两颊部长了一些褐色的斑片，十分烦恼。听说，有一种名为曲酸的药物能够祛斑，就去找皮肤科专家王教授，问她能否用这种药物？

专家询问了黄医生的发病情况，并仔细检查了面部的皮损，认为她是得了黄褐斑。

专家介绍，曲酸是一种吡喃酮类化合物，此药主要通过降低酪氨酸酶活性，来抑制黑色素的形成。曾有学者报道，采用 2% 曲酸配合 5% 乙醇酸（羟基乙酸），或 0.025% 维 A 酸、1% 维生素 C 联用，治疗黄褐斑，具有较好的疗效。

专家介绍，黄褐斑是一种病因复杂的皮肤病，仅采用曲酸一种药物，很难获得理想的效果。建议她配合口服氨甲环酸、维生素 C、维生素 E 等药物，效果可能会更好一些。

 还原剂治疗黄褐斑效果怎样？

在人体的色素代谢过程中，有一种化学反应，叫氧化还原反应，在正常情况下，氧化与还原处于一种相对的平衡状态。在此过程当中，能够促进氧化反应的药物就叫氧化剂，能够促进还原反应的药物就叫还原剂。这个还原剂呢，可以用于治疗黄褐斑等色素性皮肤病。

其中，维生素 C，采用局部离子透入疗法，可增强其透皮作用，获得更好疗效。硫辛酸是一种特殊的硫化物，此物可以通过与铜离子的结合，来抑制酪氨酸酶的活性。A- 生育酚具有抗氧化性，能阻碍黑素细胞膜的脂质过氧化反应，增加细胞内谷胱甘肽含量，以产生脱色素的效果。

烟酰胺是烟酸的一种活性成分。有学者报道，将黑素细胞与角质形成细胞放在一起共同培养，发现烟酸能够抑制黑色素小体从黑素细胞转运到周围角质形成细胞，其下调率为 35% ～ 68%。

 如何通过皮内注射氨甲环酸治疗黄褐斑？

氨甲环酸是治疗黄褐斑的有效药物。除了口服、外用之外，也可以通过皮内注射的方式来给药。具体方法如下：

☽ 在皮损区域均匀涂布复方利多卡因乳膏，使用量为 0.15 克 / 厘米 ^{2}，随后用保鲜膜封包 1 小时。

☽ 在麻醉生效之后，擦去乳膏，用记号笔在皮损边缘外扩 1 厘米处画线，在此范围内每间隔 1 厘米做 1 个标记，标记点即为进针点。

☽ 面部常规消毒后，左手食指和中指加强注射点附近的皮肤张力，右手持 30 号胰岛素注射器，针头斜面朝上，与皮肤呈 45° 穿刺。在针头斜面完全进入表皮和真皮之间后，放平注射器。左手拇指固定针头，右手推入氨甲环酸注射液 0.1 毫升，使局部形成直径约 0.6 厘米的圆形皮丘。拔出针头，棉签轻压注射点，并用食指轻轻按摩皮丘，使药液均匀分布并防止其流出。

14 **皮内注射氨甲环酸应注意哪些问题？**

氨甲环酸皮内注射，对医务人员的技术、操作环境都有一定的要求。

☽ 在治疗前，要经医院医学伦理委员会批准，并与患者签署治疗知情同意书。

☽ 清洁面部，拍摄患者面部正位、左右侧 45° 位照片，测量色斑面积、评估颜色深浅及病情，并详细记录。

☽ 在操作完成之后，用生理盐水清洗面部，保持面部清洁干燥。通常每2周治疗1次,6次为1个疗程。注意,每次最大注射剂量不宜超过10毫升。

💮 治疗后,皮损局部需保持干燥12小时。指导患者正确使用硬防护工具,同时外涂防晒系数(SPF)>15的防晒霜。

💮 在治疗期间,患者禁用其他治疗黄褐斑的药物及化妆品。

15 黄褐斑生态治疗有何新进展?

黄褐斑是一种顽固性的皮肤病,对女性容貌有很大的伤害。关于黄褐斑发病机制及治疗的研究,也一直是众多学者关注的焦点。

最近,国内有学者报道,应用"健肤霜"治疗黄褐斑具有一定疗效。健肤霜的主要成分为无毒株表皮葡萄球菌、痤疮丙酸杆菌,以及其代谢产物如胱氨酸、赖氨酸等。据说这种药物能够改变局部皮肤的微生态环境,发挥治疗作用。

生态治疗的意义,就在于调整皮肤表面的正常菌群,促进皮肤菌群的生态平衡,从而达到防治黄褐斑的目的。

16 离子及超声导入对黄褐斑患者有效吗?

在皮肤表面,存在着一种特殊的保护装置,这就是皮肤屏障。皮肤屏障主要由皮肤的角质层和皮肤表面的脂质膜组成,对于外界伤害和有害物质,有很强的屏蔽作用。与此同时,一些治疗皮肤病的外用药物也很难渗透到皮肤的深部。因此,某些治疗黄褐斑的药物,比如维生素C、氨基酸、美白剂等,单独使用就很难奏效。

如今,这种情况已经开始改变。医务人员利用离子、超声波导入,可以帮助这些药物渗透进入皮肤深层,有效发挥其特殊效能。同时因为具有物理、化学、机械作用,还可以改善局部血液循环,促进新陈代谢,提高皮肤组织的再生和修复能力。

物理疗法

 哪些激光可治疗黄褐斑?

激光自其诞生之日起,就为人类的生存、发展,以及推动社会进步,做出了巨大贡献。激光可以用于治疗多种疾病,包括许多皮肤病。

激光能够治疗色素性皮肤病,是因为它具有选择性光热作用。当某一特定波长的能量,作用于黑素颗粒的时间较短,对周围正常组织的损伤很小,甚至没有损伤时,这种激光就可以安全高效地发挥祛斑作用。

目前可用于治疗黄褐斑的激光包括 Q 开关激光、点阵激光以及其他激光。

各类激光疗效各异,且疗程偏长,存在一定不良反应,特别是术后色素沉着比较多见。因此,激光尚未成为公认的黄褐斑治疗手段。

 为什么 Q 开关激光能治疗黄褐斑?

Q 开关激光,简称调 Q 激光。关于 Q 开关激光的治疗原理,众多学者进行了研究和探讨。

2011 年,有国外学者对低能量 Q 开关激光治疗黄褐斑的原理进行了解释。在黄褐斑皮损处,黑素细胞树突可以从表皮基底层延伸到颗粒层,黑色素小体呈长杆状。采用 Q 开关激光治疗后,表皮内的黑素细胞体积缩小,树突不再延伸至颗粒层。其中,Ⅳ级黑色素小体受到破坏,数量明显减少,Ⅰ级、Ⅱ级黑色素小体无明显改变。

Ⅳ级黑色素小体通常聚集于黑素细胞的树突结构中,而激光可选择性作用于树突部位。因此,低能量 Q 开关激光可以通过选择性光热作用来治疗黄褐斑。

 Q开关激光治疗黄褐斑效果怎样?

目前的研究表明，1 064纳米Q开关激光可有效治疗黄褐斑，同时能改善皮肤的亮度、弹性等。

曾有学者应用Q开关激光治疗20例黄褐斑（Ⅲ、Ⅳ级），发现患者的皮肤亮度、黑色素指数均有所降低。与此同时，皮肤弹性明显增加，皱纹程度（皱纹数量及宽度）也有所下降。

Q开关激光治疗黄褐斑的疗效是肯定的。但是，术后一定要嘱咐患者采取有效防晒措施，避免发生术后色素沉着。

 点阵激光治疗黄褐斑效果怎样?

近20年，点阵激光作为一种先进的医学美容技术，已经风靡全球，在中国各省、市、县级医院均有开展。

点阵激光，主要是通过点阵式光热分解作用，刺激皮肤胶原蛋白收缩与增生，从而达到嫩肤、修复瘢痕作用。目前主要用于治疗瘢痕、消除皱纹和色斑。

根据波长对水的吸收强弱程度，点阵激光可分为剥脱性点阵激光和非剥脱性点阵激光两种类型。其中，非剥脱性点阵激光起效快，色素沉着少，对深部及顽固性黄褐斑疗效较好。

 非剥脱性点阵激光为什么能治疗黄褐斑?

非剥脱性点阵激光，是基于局限性光热作用，产生列阵样微小光束，这些光束可作用于皮肤。皮肤组织内的水分在吸收激光能量后，形成多个柱形结构的微小热损伤区域，继而激发一系列的生化反应，最终破坏黑素细胞。

由于这种激光不损伤周围正常组织，皮肤角质层不会受到破坏，无肉眼可见的皮肤损伤，对含有水分的表皮和真皮只产生凝固作用，因此，在手术之后，就很少发生色素沉着等不良反应。

 剥脱性点阵激光治疗黄褐斑效果如何?

关于点阵激光治疗黄褐斑这个项目，一直受到皮肤科学者和临床医生的广泛关注。

研究发现，剥脱性的 CO_2 激光，能够直接剥脱色斑区域的表皮组织和真皮乳头层，彻底破坏黑素细胞，对黄褐斑治疗有很好的效果。波长 10 600 纳米的剥脱性的 CO_2 激光，能被皮肤细胞中的水分子大量吸收，因此其渗透深度取决于组织中的含水量，而与黑色素和血红蛋白无关。由于点阵技术能够减轻表皮损伤，不良反应的发生率将明显降低。

但是，剥脱性点阵激光较非剥脱性点阵激光创伤大，可损伤皮肤屏障功能，其治疗黄褐斑的远期疗效、安全性、复发率等，还有待于进一步研究。

 皮秒激光治疗色斑有何优势?

皮秒激光，在皮肤美容界是一种很受推崇的存在。皮秒激光的优势，在于其脉宽很短，仅有数百皮秒（1 皮秒 $=10^{-12}$ 秒），而其峰值功率又极高，可高效打爆色素颗粒。同时，在此期间其热传导作用极小，小到可以忽略不计。因此，皮秒激光不仅能高效祛斑，而且副作用也很少。

另外，皮秒激光的点阵模式，可通过光击穿效应（空泡效应），在表皮或真皮层形成空泡，从而破坏部分色素并加快其代谢。对于淡化色斑、改善肤色肤质有良好效果，而且非常安全。

 皮秒激光能治疗黄褐斑吗?

最近的部分报道指出，皮秒激光是能够治疗黄褐斑的。

在选择性针对黑色素的同时，皮秒激光也能激发细胞再生，促进胶原蛋白的生成，因此具有一定的美白嫩肤、淡化细纹、改善肤质功效。皮秒激光的出现，为黄褐斑的治疗提供了新的选择。

特别值得强调的是，皮秒激光具有术中疼痛感低，术后恢复快，以及色素沉着发生率低的优点。

 激光治疗黄褐斑应注意哪些问题？

在采用各类激光治疗黄褐斑时，除了患者选择之外，还应考虑以下几层平衡关系：

（1）黑素细胞内黑素颗粒被"爆破击碎"与黑素细胞存亡之间的平衡：研究表明，激光能量过低可刺激黑素细胞增殖，并合成黑色素。而能量过高，黑素细胞则会出现凋亡，甚至坏死，临床上就会出现色素减退或脱失。

（2）角质形成细胞与黑素细胞之间的平衡：在皮肤组织内，多数黑素颗粒是在黑素细胞中合成，随后转运到角质形成细胞。当角质形成细胞内黑素颗粒迅速"减员"时，黑素细胞就会合成更多的黑色素小体。

（3）去除黑色素与保护基底膜带之间的平衡：研究发现，在黄褐斑皮损处，基底膜带存在明显破坏现象。目前治疗黄褐斑的激光，大多能够穿过基底膜带，有可能对其造成破坏，因此在治疗过程中，应考虑到这个问题。

（4）解决表皮色素与改善真皮光老化之间的平衡：病理检查发现，在黄褐斑的皮损处有明显光老化现象，所以光电治疗黄褐斑不仅仅要去除色素，更应该解决皮肤光老化问题，如此才可能取得较好效果。

 光子嫩肤术能治疗黄褐斑吗？

光子嫩肤术，是一种知名度很高的皮肤美容项目，而且有许多人还体验过光子嫩肤术的神奇。但许多人认为光子嫩肤术是一项激光治疗项目，那就不对了。

光子嫩肤术，又称强脉冲光，是由氙灯发出的高功率普通光，其波长为400～1 200纳米。光子嫩肤术主要是通过选择性光热作用和光化学作用而达到治疗目的。通常是根据患者肤质及皮损类型，选择相应的滤光片，筛选出不同波长的光，用于治疗各种类型的皮损。

相对于Q开关激光，光子嫩肤术能量较低，穿透力小，不易引起组织损伤和炎症后色素沉着。光子嫩肤术对黄褐斑有一定治疗效果，特别是对单独使用外用制剂无效或抵抗的表皮型黄褐斑。但是，这种方法存在一定的复发率，因此建议在光子嫩肤术治疗后 6 ～ 12 个月，持续使用有效外用制剂以防止复发。

 为什么光子嫩肤术能治疗黄褐斑?

多种色素性皮肤病，比如黄褐斑、雀斑、色素痣、太田痣等，都可以采用激光进行治疗。激光主要是通过发射能量，作用于黑色素小体，使其破裂并释放出黑色素，再经表皮脱落或由血液循环系统清除，从而达到减轻色斑的目的。然而黑色素小体对于光的特异性吸收并不仅仅局限于单一的波长。

因此，学者奥特苏勒就提出了"选择性光热分解作用理论"，即在一定范围内，黑素颗粒、黑色素小体、黑素细胞、含有黑素的巨噬细胞、黑素团块等都可吸收光能，引发光热分解作用。这就是光子嫩肤术治疗黄褐斑的原理。

 光子嫩肤术治疗黄褐斑有何优势?

目前，在皮肤美容科，光子嫩肤术主要用于治疗雀斑、毛细血管扩张、面部皱纹、炎症后色素沉着等。近年来，有医生将其用于治疗黄褐斑，也取得了一定效果。

光子嫩肤术治疗黄褐斑的疗效，与治疗次数成正比。治疗次数越多，效果越明显。与其他疗法相比，光子嫩肤术的优势体现在可以全面部治疗，创伤相对小，治疗过后无须休息，不影响正常的工作和生活。

 何谓化学剥脱术?

化学剥脱术，是用某些药物，通过物理作用使患者的表皮或表皮浅层有序剥离、脱落。这种方法可以在一定程度上去除多余的黑色素，从而达到治疗作用。但是，这种方法不能抑制黑素细胞的增殖，以及黑色素的生成。

在临床上，用于化学剥脱术的药物有果酸、水杨酸、羟基乙酸、三氯乙酸等，其中果酸、水杨酸的"出镜率"要更高一些。

水杨酸具有广谱抗菌、抗炎的作用，高浓度的水杨酸具有剥脱角质细胞及美白作用，低浓度可双向调节角质细胞。此药治疗黄褐斑、痤疮具有一定效果。

 14 为什么化学剥脱术能治疗黄褐斑？

化学剥脱术，常用药物包括羟基乙酸、水杨酸、三氯乙酸等。其作用原理是清除皮肤表层的黑色素，促使表皮和真皮重建，但不抑制黑素细胞活性及黑色素生成。此法可用于治疗顽固性表皮型黄褐斑，并可促进其他外用药物的渗透吸收。

常见的不良反应包括红斑、脱屑、水肿及刺痛感等。特别需要注意的是，肤色较深的患者容易出现色斑加重或炎症后色素沉着，此类患者要慎用化学剥脱术。

15 如何应用化学剥脱术治疗黄褐斑？

在采用化学剥脱剂治疗黄褐斑时，针对不同的患者、不同部位的病变，需采用不同的治疗药物和浓度，才有可能取得较好效果。

但是，药物浓度选择具有一定难度。如果药物浓度过大，剥脱效果明显，但不良反应也大。若药物浓度太小，不良反应是少了，但效果也不明显。

可选用25%三氯乙酸溶液或95%酚溶液，涂于色斑表面。在1周后表皮脱落后外用脱色剂，常有良好褪色效果。但涂药应由一定经验的医护人员操作或住院治疗，并须加强对皮损部位的护理。

中医疗法

 中医学如何看待黄褐斑?

黄褐斑的发病多与日晒、长期服用避孕药、妊娠、化妆品及遗传等因素有关。黄褐斑相当于中医学"鼾黑斑""肝斑"等。

根据中医理论,如果以五色命名脏器的话,青色为肝脏,赤色为心脏,白色为肺脏,黄色为脾脏,黑色为肾脏。正所谓"有诸内,必形诸外"。黄褐斑主要是由于肝、脾、肾三脏功能失调,如因肾气不足,肾水不能上承;或因肝气郁结,肝失条达,郁久化火,灼伤阴血,导致颜面气血失和而发病。因此,黄褐斑的皮损主要表现为青色、黑色、黄色三种颜色的组合。

 根据中医辨证,黄褐斑可分为哪些类型?

关于黄褐斑的中医辨证分型,目前尚存在多种看法。多数人公认的分型如下:

(1)肝郁气滞型:皮损呈深褐色或略带青蓝色,弥漫性分布,兼有情志抑郁、胸胁胀满或少寐多梦,面部烘热,月经不调,舌有瘀斑,脉多弦细。

(2)肝肾不足型:皮损呈黑褐色,形似煤块枯暗无光。兼有畏寒肢冷,周身皮肤干燥发痒,口淡乏味,小便频繁而清稀,甚至不禁,或者小便余沥未尽,或大便稀溏,或腰部空痛喜按,性欲减退。脉象沉迟无力,舌质淡白,苔少或薄白。

(3)脾虚湿热型:皮损呈黄褐色,状如灰尘附着于颧部日久未洗,甚至口周颜色暗黑。兼有四肢乏力,少气懒言,周身疼痛,食欲不振,腹部冷胀,胸膈胀满不适，偶有呕吐，或大便稀薄。脉象濡弱，舌质淡红胖嫩并有齿痕，苔薄白微腻。

（4）气滞血瘀型：皮损呈灰褐或黑褐色，伴有慢性肝病或月经色暗，有血块，或痛经，舌质暗红并有瘀斑，脉涩。

 针对黄褐斑如何辨证施治?

根据中医辨证分型，可选择以下方案治疗黄褐斑：

（1）肝郁气滞型：应以疏肝理气、活血消斑为治疗原则，可用逍遥散加减。方用柴胡 10 克，当归 10 克，白芍 12 克，生地黄 12 克，丹参 20 克，牡丹皮 15 克，栀子 10 克，凌霄花 10 克，香附 10 克，白芷 6 克，益母草 20 克。每日 1 剂，水煎分早、晚 2 次服。

（2）肝肾不足型：应以补益肝肾、滋阴降火为治疗原则，可用六味地黄丸加减。方用菟丝子 30 克，女贞子 30 克，生地黄、熟地黄各 15 克，牡丹皮 15 克，桑寄生 30 克，当归 12 克，墨旱莲 20 克，鸡血藤 20 克，天花粉 12 克，茯苓 12 克。每日 1 剂，水煎分早、晚 2 次服。

（3）脾虚湿热型：应以健脾益气、祛湿消斑为治疗原则，可用参苓白术散加减。方用党参 12 克，白术 10 克，薏苡仁 30 克，冬瓜皮 30 克，木香 10 克，茯苓 12 克，生地黄 12 克，当归 10 克，鸡血藤 20 克，鸡内金 10 克。每日 1 剂，水煎分早、晚 2 次服。

（4）气滞血瘀型：应以理气活血、化瘀消斑为治疗原则。方用当归 12 克，鸡血藤 30 克，益母草 30 克，丹参 30 克，苏木 10 克，泽兰 12 克，泽漆 12 克，党参 15 克，桑寄生 30 克，制香附 10 克，制乳没 10 克，牛膝 15 克，桃仁 20 克，莪术 15 克。每日 1 剂，水煎分早、晚 2 次服。

 黄褐斑常用验方有哪些?

千百年来，历代医家在治疗黄褐斑方面，积累了丰富的临床经验，推出了许多验方，有的效果还不错。

（1）温经益肾散：具有补肾壮阳的作用，主治黄褐斑肾阳虚型。方用乳香、白芷、羌活、益母草、桂枝、珍珠、肉桂、冰片等，各适量，按中药炮制原则制成散剂。

（2）消斑汤：具有活血化瘀、理气健脾的作用。方用炙黄芪15～18克，党参、炒白术、茯苓、川芎、生地黄各9～12克，当归、赤芍各9～15克，桃仁、红花各10克，大枣10枚，甘草6克。如有胸胁胀闷症状可加郁金、延胡索各9～12克，柴胡9克，陈皮6克；形寒肢冷加附子、桂枝各9～12克。每日1剂，水煎分早、晚2次服，10剂为1个疗程。

（3）化斑汤：具有平肝潜阳、化瘀消斑的作用。方用珍珠母2克，白僵蚕、白菊花、丝瓜络、赤芍、白芍各9克，白芷、夏枯草、刘寄奴、白茯苓各12克，生甘草3克，水煎服。如有胃病或服后胃脘不适者去白菊花，加炒白术9克或大枣6枚；热甚加地骨皮12克；肝郁气滞加郁金9克，玫瑰花3朵。

（4）血府逐瘀汤：具有活血化瘀的作用。方用当归、生地黄、桃仁、红花、枳壳、赤芍、柴胡、甘草、桔梗、川芎、牛膝各适量。每日1剂，水煎分早、晚2次服。

（5）菟丝祛斑汤：具有滋阴养血的作用。方用菟丝子、女贞子、生地黄、熟地黄各15克，墨旱莲、白芍、当归、阿胶、枸杞子各10克，何首乌12克。每日1剂，水煎分早、晚2次服。气虚加党参、黄芪各15克，鸡血藤30克，补骨脂9克。

（6）柴芩活血汤：具有疏肝清热、活血化瘀的作用。方用柴胡、黄芩、栀子、当归、赤芍、红花、莪术、陈皮、甘草、薄荷各10克。每日1剂，水煎分早、晚2次服。脾虚加服补中益气丸；肾虚加服六味地黄丸。

（7）美肤煎剂：具有滋阴养血、清利虚热的作用。方用熟地黄18克，山药20克，茯苓、泽泻各15克，黄柏、菊花各12克，牡丹皮、枸杞子、山茱萸各9克。每日1剂，水煎分早、晚2次服。血虚加何首乌15克；血瘀加桃仁6克，红花12克；失眠加首乌藤30克，合欢花15克。

（8）珍珠祛斑汤：具有滋阴养血、补益肝肾的作用。方用珍珠母30克，白菊花9克，白僵蚕、茵陈、夏枯草、刘寄奴、白茯苓、柴胡、生地黄、女贞子各12克，炙甘草4.5克。脾胃虚弱去白菊花，加炒白术12克；阴虚加地骨皮 12 克；肝郁气滞加玫瑰花 3 克。每日 1 剂，水煎分早、晚 2 次服。12 剂为 1 个疗程。

（9）治斑汤：具有疏肝解郁、美容养颜的作用。方用丝瓜络、白僵蚕、白茯苓、白菊花各 10 克，珍珠母 20 克，玫瑰花 30 克，大枣 10 枚。加水适量煎，取汁，分 2 次饭后饮用，每日 1 剂，连服 10 天即可见效，适用于各种类型的黄褐斑。

（10）其他：玫瑰花、田七花、葛花等，单味药每日 5 ～ 10 克泡茶饮，能起到活血化瘀消斑作用。

 如何从脏腑辨证治疗黄褐斑？

近年来，有学者提出了从脏腑辨证治疗黄褐斑的观点。主要内容包括以下几个方面：

（1）从肝论治：患者多为中青年女性，表现为弥散分布的深褐色斑片；平素心情抑郁或急躁易怒，月经前有乳房胀痛或颜色加深，皮损常与情绪变化有关，舌红苔薄，脉弦细。对于此种情况，治疗应以柔肝理气、疏肝解郁为原则，方用逍遥散加减。如果伴有肝郁血瘀，则加桃仁等活血化瘀以养颜；肝经郁热则加牡丹皮、栀子等凉血活血；偏肾阴虚则加入女贞子、墨旱莲等填精益髓；肾阳虚则加入肉苁蓉、菟丝子等温阳之品。

（2）从肾论治：患者的主要表现为面部对称分布的黑褐色斑片，边缘清楚、大小不等。同时伴有月经周期紊乱，腰膝酸软，失眠多梦，身体消瘦，五心烦热，舌红少苔，脉细数。此种情况应以补肾养血、填精益髓为原则，选六味地黄丸加减。如果兼有畏寒肢冷，口淡乏味，小便频而清，或大便稀溏，舌淡苔白，脉沉迟。治疗应以温肾助阳、化瘀消斑为主，方用金匮肾气丸加减。

（3）从脾论治：皮损为黄褐色斑片，状如蝴蝶，境界模糊，自边缘向中间逐渐加深，伴面色无华，倦怠乏力，大便溏泄，少气懒言，舌苔淡白，脉缓或弱。或伴有头昏胀痛，体胖困重，带下量多色白，舌淡胖，两边有齿印，舌苔白腻，脉濡缓。治疗应以理气健脾、化湿消痰为主，方用归脾汤或参苓白术散加减。

（4）从肺论治：学者吴元恒等认为黄褐斑多与日晒或其他理化因素刺激

有关，故以清肺散热为主。使用验方解毒消斑饮（连翘 10 克，金银花 10 克，薄荷 6 克，牡丹皮 10 克，黄芩 10 克，蝉蜕 10 克，黑豆 50 克，绿豆 50 克，赤小豆 10 克，甘草 6 克）加减。

 如何选用中成药治疗黄褐斑?

有许多中成药，可用来治疗黄褐斑。比如：

（1）清肝丸：用于黄褐斑肝郁型。方用柴胡、当归、山栀子、凌霄花、香附各 100 克，白芍、生地黄各 120 克，丹参、益母草各 200 克，牡丹皮 150 克，白芷 60 克，共研细末，炼蜜为丸，10 克 1 丸，每日 3 次，1 次 1 丸，口服。

（2）益阴丸：用于黄褐斑肾虚型。方用菟丝子、女贞子、桑寄生各 300 克，生地黄、熟地黄、牡丹皮各 150 克，当归、天花粉、云茯苓各 120 克，墨旱莲、鸡血藤各 200 克，共研细末，炼蜜为丸，10 克 1 丸，每日 3 次，1 次 1 丸，口服。

（3）实脾丸：用于黄褐斑脾虚型。方用党参、茯苓、生地黄各 120 克，白术、木香、当归、鸡内金各 100 克，薏苡仁、冬瓜皮各 300 克，鸡血藤 200 克，共研细末，炼蜜为丸，每丸 10 克，每日 2～3 次口服，1 次 1 丸。

（4）加味逍遥丸：具有疏肝理气、活血化瘀的作用，适用于黄褐斑肝郁气滞型。每服 6 克，每日 2 次。

（5）柴胡疏肝丸：具有疏肝理气、活血化瘀的作用，适用于黄褐斑肝郁气滞型。每服 6 克，每日 2 次。

（6）六味地黄丸：具有滋补肝肾的作用，适用于黄褐斑肝肾不足型。每次服 9 克，每日 2 次。

（7）知柏地黄：具有滋补肝肾的作用，适用于黄褐斑肝肾不足型。每次服 9 克，每日 2 次。

（8）乌鸡白凤丸：具有滋补肝肾、活血调经的作用，适用于黄褐斑肝肾不足型。每次服 6 克，每日 2 次。

（9）参苓白术丸：具有健脾除湿的作用，适用于黄褐斑脾虚湿蕴型。每次服 6 克，每日 2 次。

（10）补中益气丸：具有健脾益气除湿的作用,适用于黄褐斑脾虚湿蕴型。

每次服 9 克，每日 2～3 次。

（11）大黄䗪虫丸：具有活血化瘀的作用，适用于气滞血瘀型。每次服 6 克，每日 2 次。

（12）复方丹参丸：具有活血化瘀的作用，适用于气滞血瘀型。每次服 3 片，每日 3 次。

黄褐斑外治方有哪些？

有许多外用方剂，也可以治疗黄褐斑，比如：

（1）二白膏：选白芷 25 克，白附子 20 克，密陀僧 6 克。将上药烤干研末，过筛调入雪花膏，浓度 55%，进行消毒入瓶备用。每日早、晚 2 次搽药膏于患处。该药易溶于水，故用药后 4 小时勿接触水。忌辛辣食物及使用其他化妆品。

（2）柿叶祛斑膏：具有化斑润肤的作用。将柿叶研末，加入熔化的凡士林中，搅拌成膏，外用。

（3）三白退斑膏：选浙贝母、白及、白附子各适量。加入一叶兰软膏基质中，每盒 40 克，每日早、晚各搽 1 次。

（4）五白散：选白及、白附子、白芷各 6 克，白蔹、白丁香（即雀粪）各 4.5 克，外加密陀僧 3 克。共研细末，用鸡蛋清或白蜜调膏，睡前温水洗面，后涂此膏，晨起洗净。

（5）紫草洗方：选紫草 30 克，茜草、白芷各 10 克，赤芍、苏木、红花、厚朴、丝瓜络、木通各 15 克。加水 2 000～2 500 毫升，煮沸 15～20 分钟，外洗湿敷。对于黄褐斑、炎症后色素沉着疗效较好。

（6）二果祛斑方：用中药白果、草果各 60 克，加黑豆 30 克，研细后分成 30 份，每天早晨取 1 份搅入水中洗脸，然后搽上润肤霜，连续使用 1 月，能使皮肤白嫩。

有哪些内服膏方能治疗黄褐斑？

湖北省知名皮肤病专家胡献国治疗黄褐斑的内服膏方，现介绍如下：

（1）阿胶养颜膏：取女贞子、墨旱莲、桑叶、黑芝麻、鲜菊花、枸杞子、当归身、白芍、熟地黄、黑豆、白茯神、玉竹、橘红各 120 克，沙苑子、炙甘草各 60 克，阿胶 90 克，炼蜜适量。将除阿胶以外的药物一起研成细末，入锅加适量的清水浸泡片刻，用小火煎煮 3 次（每次煎煮 30 分钟），分别滤出药汁，将 3 次所得药汁合在一起，加入阿胶、炼蜜煮至膏状即成。每次用开水冲服 15 克（或调入稀粥中服食），每日 2 次。此方具有益脾肾、补气血的作用，适用于体虚多病、食少腹胀、头晕目眩等症状的黄褐斑患者。

（2）大枣美妇膏：取黑芝麻、核桃仁、大枣各 500 克，桂圆、枸杞子、冰糖、阿胶各 250 克，黄酒 1 000 毫升。将阿胶用黄酒泡软。将除阿胶以外的药物一起研成细末，调入阿胶，放入蒸锅中隔水蒸至膏状即成。每次用开水冲服此药膏 15 克，每日 2 次。此方具有补益气血、健脾温肾的作用，适用于畏寒肢冷、腰膝酸软、头目眩晕、精神萎靡、面色黧黑等症状的黄褐斑患者。

（3）阿胶胡桃方：取阿胶 150 克，胡桃仁 100 克，黑芝麻 50 克，冰糖 200 克。将上述药物一起放入蒸锅内，隔水蒸煮 20 分钟，倒入有盖的瓷瓶中储存，可每次服 10 克，每日早、晚空腹时各服 1 次。此方具有补血滋阴、红润颜面的作用，适用于容颜憔悴、面色发黄、皱纹色斑表现的黄褐斑患者。

 治疗黄褐斑有哪些外用膏方？

以下外用膏方用于治疗黄褐斑，效果不错。

（1）木香附子膏：取青木香、白附子、川芎、白蜡、零陵香、香附、白芷各 6 克，茯苓、甘松各 3 克，羊髓 100 克。将除羊髓外的上述药物一起研成细末，入锅加适量的清水和白酒（清水和白酒的比例应为 1∶1）浸泡 10 小时，加入羊髓，再用小火煎煮 30 分钟，去渣取汁即成。每次将适量药膏调入温水中洗濯手面，每日用药 1 次。此方具有增白消斑、润肤养颜的作用，适合面部和手部皮肤干燥、发暗等症状的黄褐斑患者使用。

（2）四白猪胰方：取白蔹、白附子、白术、白芷各 6 克，藁本 9 克，猪胰 3 个，芜菁子、黄酒各适量。将除猪胰以外的上述药物分别研成细末。

将芜菁子末与黄酒、清水（黄酒和清水的比例为1：1）一起入锅煎沸，倒入白蔹、白附子、白术、白芷、藁本、猪胰再煎煮30分钟，放入瓷器中储存3日即成。可每晚取适量药膏敷面，在早晨起床时洗去。此方具有增白消斑、润肤养颜的作用，适合面部皮肤干燥、无光泽的黄褐斑患者使用。

（3）消斑膏：取白芷50克，白附子40克，密陀僧136克，当归、川芎各12克，雪花膏1 125克。将除雪花膏以外的上述药物一起研成细末，调入雪花膏即成。每次将适量药膏外搽在患处皮肤上，每日用药2～3次。此方具有增白消斑、润肤养颜的作用，适合有面色发暗的黄褐斑患者使用。

（4）天花葛根方：选白附子、葛根粉、天花粉、山慈菇、白芷、山药、茯苓、牡丹皮、白及各等分，研末。用时取药末50克，与石膏粉30克，奶粉20克，蛋清10毫升，适量温水调成糊状，倒模或外敷，每日1次。

（5）祛斑倒模散：选冬瓜仁、益母草各20克，僵蚕、当归各15克，白附子、白芷各10克，珍珠粉2克，研末。用时取药末50克，与石膏粉30克，奶粉20克，蛋清10毫升，适量温水调成糊状，倒模或外敷，每日1次。

（6）其他：美白霜、祛斑养颜霜、七白膏、参棘软膏等中药软膏外用。

 黄褐斑患者为什么要用当归？

当归，是一种很常见的中草药，具有活血、养血的作用。此药在中草药群体中，知名度很高。当归通常研粉使用，用其敷脸可以改善皮肤微循环。当归水溶液能明显抑制酪氨酸酶活性，是对付黄褐斑、雀斑的有力武器。

当归可做面膜或加入面霜中使用，食疗效果也相当不错。

可以选当归尾50克，加500毫升水煎煮，过滤后待用。洗净面部后，用脱脂棉蘸少许当归液，在面部色素沉着处不断涂搽，使皮肤吸收当归液中的有效成分，如此坚持数月即可实现清除色斑的目标。

 黄褐斑患者常用薏苡仁好吗？

薏苡仁既是常用中药，又是常吃的食物，其性味甘淡，微寒，有利水消肿、健脾去湿、清热排脓的作用。薏苡仁在五谷类中纤维素含量最高，脂肪、热量相对较低，是减肥最佳主食。薏苡仁富含蛋白质，可以协助消除斑点，对面部粉刺及皮肤粗糙有明显疗效。将薏苡仁提取物加入化妆品中，具有防晒、美白功效。

下面介绍两个常用的配方：

（1）薏仁杏仁粉：薏苡仁 20 克，杏仁 5 克，研成细末，温开水冲服。能润泽肌肤，美白补湿，行气活血，调经止痛。

（2）薏仁粉面膜：薏苡仁、绿豆各 5 克，共研细末，加水适量，将之均匀搅拌。涂于面部，然后敷上面膜，15～20 分钟后用水清洗。也可用蜂蜜、牛奶、酸奶等调和。

特色疗法

 怎样用针灸治疗黄褐斑?

针灸是我国传统医学的重要组成部分,采用针灸疗法治疗黄褐斑,具有较好效果。

可以根据中医辨证来取穴进行针刺。对于黄褐斑肝郁气滞型者,可选肝俞、胆俞、太冲、行间、阴陵泉、三阴交、内关等穴位。黄褐斑肝肾不足型者,可选肾俞、关元、三阴交、太溪、阴陵泉等穴位。黄褐斑脾虚湿蕴型者,可选脾俞、胃俞、中脘、足三里、三阴交、天枢、大横、内关、公孙等穴位。黄褐斑气滞血瘀型者,可选肝俞、阴陵泉、血海、内关、曲池等穴位。

或者,在皮损的邻近部位,选择鱼腰、太阳、颧髎、迎香、四白、下关、颊车、合谷等穴位。肝郁气滞者加内关、太冲,脾虚者加足三里、公孙、气海,气滞血瘀者加血海、内关。

具体方法:坚持虚则补之、实则泻之,或平补平泻的治疗原则。在得气之后,需留针30分钟,每日1次,10次为1个疗程。

 如何用面部围刺法治疗黄褐斑?

面部围刺法,是一种特殊的针灸治疗方法。其方法为:在局部常规消毒后,采用0.25毫米×13毫米一次性针灸针,在黄褐斑皮损边缘正常皮肤处平刺进针,针尖刺向病灶中心部位,刺入皮下2～3毫米,针尖所在处皮肤微突起,形成一个小丘。根据病变范围大小,每隔1～1.5厘米刺入1针,每侧面部刺 10 ～ 15 针，留针 30 分钟，10 次为 1 个疗程。

或者采用 1.5 寸毫针，沿皮损与正常皮肤交界处直刺，或者向皮损方向斜刺，进针间距以 1 ～ 1.5 厘米为宜。用平补平泻法，得气后留针 30 分钟，每日 1 次，10 次为 1 个疗程。

此外，也可以采用较短、极细的美容针灸针（0.18 毫米 ×13 毫米），给予皮损处围刺。每次留针 15 ～ 20 分钟，每周 2 ～ 3 次，8 次为 1 疗程。

 背俞穴注射治疗黄褐斑效果好吗？

背俞穴，顾名思义就是位于背部的穴位。俞为阳，分布于背部的膀胱经，为阳病行阳的重要位置。因此，采用背俞穴药物注射法治疗黄褐斑，疗效确切，无副作用，显效快，是一种很有前途的治疗手段。

具体来讲，可选用复方当归注射液或丹参注射液等，进行背部穴位的注射。主要穴位为肝俞、胆俞、脾俞、胃俞、膈俞、肾俞等。每次选 2 ～ 3 组穴位，每穴注射 1.5 毫升，每周注射 2 ～ 3 次，6 次为 1 疗程。

 如何用耳压疗法治疗黄褐斑？

耳是人体重要的感觉器官。同时，耳也与全身脏腑经络系统有着密切的联系。当人体脏腑或躯体有病时，往往会在耳郭的一定部位出现某些病理反应。根据这一理论，一些医务人员采用压耳或耳部按摩等疗法，即耳压疗法，配合内服中药治疗黄褐斑，取得了较为满意的效果。

学者杨安府采用耳压疗法＋维生素 E 霜外用的方法，治疗黄褐斑 120 例，有效率达 95% 以上。选择耳穴要以心、肺、交感、皮质下、内分泌、过敏点为主。维生素 E 霜由维生素 E 和凡士林按一定比例制成，外涂患处。

推测其原理，可能是通过压迫耳部穴位，来调整患者内分泌功能，配合维生素 E 霜局部外用，起到营养、滋润、漂白皮肤作用，达到标本兼治的目的。

如何通过按摩治疗黄褐斑?

按摩是一种传统的中医治疗方法,在社会上知名度很高。通常按摩包括穴位按摩和肌群按摩两种类型,均可以用于治疗黄褐斑。

(1)穴位按摩:治疗前先在患处涂祛斑霜,参黄霜等润肤、脱色药物,然后双手按摩面部穴位,如太阳、阳白、丝竹空、攒竹、承泣、四白、颧髎、颊车、地仓等穴位,使霜剂逐渐渗入表皮,并促进局部血液循环,或按摩华佗夹脊穴,每穴按摩半分钟,连续2～3次。

(2)肌群按摩:涂抹药物霜剂之后,沿眼周轮肌、额肌、口轮匝肌及面部主要肌群方向实行抹、揉、擦、点、滚、拍等手法,可同时配合面部穴位进行按摩,以期达到活血通络、美颜祛斑的目的。

 能用穴位埋线治疗黄褐斑吗?

黄褐斑是一种常见的疾病,也是中医治疗的优势病种之一。但是,也有患者因为脾胃功能差,或者不喜欢中药的味道而拒绝服用中药,此时,不妨试试穴位埋线疗法。

穴位埋线治疗黄褐斑时,可选肝俞、肾俞、曲池、足三里等穴位,同时根据中医辨证,配合应用血海、关元、中极、气海、脾俞等穴位。每次6～8穴,14天埋线1次,6次为1个疗程。

 什么叫刺络拔罐?

米琪今年48岁,在一家企业做行政工作。近几个月她的两颊部突然长了一些褐色的斑片。到附近医院就诊,医生说是黄褐斑,建议采用刺络拔罐的方法治疗。忽然想到有一位高中同学,是一名皮肤科专家,于是她就拨通了老同学的电话,进行询问,刺络拔罐是怎样一种治疗方法,能否治疗黄褐斑。

老同学告诉米琪，刺络拔罐是近几年医务人员总结出来的新方法，是通过点刺放血联合拔罐构成的一种治疗方法。

具体地讲，刺络拔罐就是先用梅花针、三棱针快速点刺皮损局部，待有渗血之时，再将火罐迅速"拔"在渗血部位。如此反复多次，可治疗许多疾病，包括黄褐斑、湿疹，据说效果还不错。

最后，专家提醒米琪，凡心力衰竭、恶性肿瘤、活动性肺结核、精神病、出血性疾患、孕妇、急性传染病患者，以及年老体弱者，不能用刺络拔罐疗法。如果她平时身体健康，没有相关疾病，可以试试这种治疗方法。

 火针疗法治疗黄褐斑效果如何？

火针疗法是传统中医针刺方法的一种，是将特殊材质的金属针具烧红后刺入一定部位和穴位、发挥温通作用的一种治疗方法。

有学者采用火针治疗黄褐斑，取得了较好效果。其方法为：应用直径 0.5 毫米的火针，穴位取阿是穴，即黄褐斑皮损处。点燃酒精灯，右手持针将针尖和部分针体置于火焰上烧至通红，迅速将针刺于皮损表面。在皮损高出皮肤时，可将针在斑点上停留片刻，烧灼至皮肤水平即可。注意在操作时用力要均匀，位置准确，深度不可超过色素层。在治疗后 24 小时内，禁用湿毛巾擦拭，如有结痂，要待其自行脱落。隔日治疗 1 次。每周治疗 3 次，共治疗 4 周。同时，配合口服谷胱甘肽片、维生素 C 片、维生素 E 胶丸等。

 为什么火针能治疗黄褐斑？

根据中医理论，气滞血瘀是黄褐斑发病的关键因素。患者无论是气病及血，还是血病及气，最终都会产生气滞血瘀。气血瘀滞于经络，不能上荣于面，面部肌肤失养而生色斑团，发为黄褐斑。

火针疗法具有温经通脉、活血行气的作用，对于黄褐斑气滞血瘀型疗效显著。火针对黄褐斑的灼热刺激可使局部充血和轻微水肿，伤及表皮层和真皮层，使病变部位血管扩张，血液循环得到改善。火针可使病变区域代谢增强，有利于炎症吸收，恢复皮肤正常组织的营养供应。

如何用刮痧疗法治疗黄褐斑?

刮痧疗法,是一种颇具中医特色的治疗方法,对于黄褐斑有较好效果。

其具体操作过程:首先要彻底清洁患者面部皮肤,随后均匀涂抹润肤乳。刮痧可按照额、眼周、颊、口周、鼻部、下颌的顺序进行。采用玉板从患者面部中间向两侧沿肌肉纹理单方向刮拭。在刮拭过程中,以补法开始,然后逐渐向平补平泻法过渡。在有色斑或痛点处,要加大压力并放慢刮拭速度。在整个面部刮痧治疗中,刮拭速度应缓慢柔和,刮拭压力平稳、均匀,刮拭至患者皮肤出现轻微发热或潮红即可。每周进行面部刮痧2次,4周为1个疗程,连续治疗3个疗程。

 为什么刮痧能治疗黄褐斑?

中医认为,黄褐斑的发生与患者的肾虚、脾湿、肝郁,及其导致的气血瘀滞等密切相关。此外,黄褐斑患者还存在体内氧化-抗氧化失衡现象,普遍存在内分泌失调、皮损区微生态失衡现象。

刮痧治疗,采用玉板对患者实施按压力和推动力,能够促进患者行气活血、排出痧气,调节患者的阴阳平衡。同时患者的面部经受玉板刮拭后,通过刮拭刺激能够产生热能,可有效改善面部微循环,促进新陈代谢,最终获得排毒养颜效果。

12 什么是微针?如何用微针治疗黄褐斑?

微针,即微针滚轮,是一种新型针具。有学者采用微针治疗黄褐斑,取得了一定效果。他们认为,微针可以打开皮肤屏障,开辟透皮通道,使活性成分到达真皮而发挥作用,同时局部病灶损伤及修复效应、深层机械刺激效应、胶原再生和重塑效应等,也参与了黄褐斑皮损的修复过程。

在治疗黄褐斑时,患者首先取仰卧位,在洁面后以棉签蘸取0.5%甲硝唑注射液适量消毒。施术者持微针(0.2毫米×8毫米),沿面部肌肉纹理走向与骨骼形态,按由内向外、由下向上的原则操作。按面部下颌区、口唇区、面颊区、鼻区、眼周区、额头区的顺序缓慢均匀地滚动,每个部位做3~5遍,皮损区可适当增加滚动次数,用力均匀平稳。在治疗结束后,以棉签蘸取 0.5%甲硝唑注射液适量消毒面部。

 为什么针刺足三里穴能治疗黄褐斑?

足三里位于下肢膝关节外下方,从中医角度讲,隶属于足阳明胃经。

中医认为,针刺与艾灸足三里穴均可达到健运脾胃、强身健体的功效。另外,近年有学者研究发现,针刺足三里穴,可通过经络腧穴作用于脏腑,调阴阳而通经络,使气血和畅,脏腑荣润,进而延缓和预防衰老,达到美容驻颜的作用,因此可以用来治疗黄褐斑。

学者刘斌等人报道,针灸足三里及关元穴具有抗氧化、清除自由基、抗皮肤老化等功效。还有学者认为,艾灸足三里穴,可显著提高 D- 半乳糖致衰老大鼠的抗氧化能力,具有一定延缓衰老的作用。

 梅花针疗法能治疗黄褐斑吗?

梅花针又称七星针,梅花针疗法是一种知名度很高的中医特色治疗方法。曾有学者采用针刺加梅花针的方法治疗黄褐斑,取得了较好效果。

有学者报道,他们以梅花针疗法结合药物隔姜灸背俞穴为主,同时行体针治疗,主穴为肺俞、脾俞、三焦俞、背部反应点(主要位于膀胱经两侧部位的褐色斑点或痘疹)、中脘、气海等,治疗脾虚湿盛型黄褐斑,总有效率超过 93%。

15 针刺加耳尖放血能治疗黄褐斑吗?

近年来,采用针刺疗法治疗黄褐斑,受到了众多学者们的关注。

有学者采用耳尖放血,配合面部围刺的方法治疗黄褐斑,效果明显。耳尖放血可以调和气血,活血化瘀,配合面部围刺可以疏通面部经络,促进局部血液循环,改善组织新陈代谢,达到祛斑目的。

学者王燕茹等,采用针刺加揿针的方法治疗黄褐斑。选取面部阿是穴施以揿针(揿针保留 20 小时,于次日取下),每次取穴 8 个左右,远端选取肝俞、肾俞、太溪等穴位,予以中频电刺激。治疗后面部色斑基本消失,效果满意。

饮食疗法

 黄褐斑患者常吃哪类食物比较好?

根据临床观察,专家们认为,黄褐斑患者常吃以下食物,有利于疾病康复。

（1）富含维生素 C 的食物:含维生素 C 较丰富的食物,如大枣、核桃、刺梨、番茄等。它们能抑制黑色素的形成,从而减少面部的色素沉着。

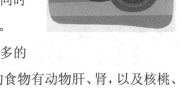

（2）富含维生素 A 的食物:含维生素 A 较丰富的食物,如菠菜、胡萝卜、禽蛋、奶制品等。同时食用富含烟酸的食物,如花生、豆类、猪肝等。

（3）富含蛋白质和铁的食物:含蛋白质较多的食物,如蛋、乳、瘦肉、豆制品等;含铁量较多的食物有动物肝、肾,以及核桃、豆类等。

 黄褐斑患者为何要多吃蜂蜜、黄瓜等食物?

黄褐斑患者,平时多吃下列食物,可促进疾病早日康复。

（1）蜂蜜:味甘,性平。具有润肺止咳、润肠通便、排毒养颜等多种功效,而且容易被人体吸收。

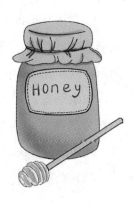

（2）胡萝卜:味甘,性凉。具有养血排毒、健脾养胃的功效。胡萝卜可与体内汞离子结合,有效降低血液中汞离子浓度,加速体内汞离子的排出。

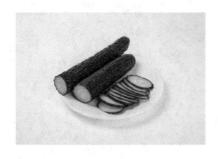

（3）黄瓜：味甘，性平。具有清热解毒、生津止渴的功效。黄瓜所含的黄瓜酸，能促进人体新陈代谢，排出毒素。维生素 C 的含量比西瓜高 5 倍，能美白皮肤，使其保持弹性，并能抑制黑色素生成。

（4）苦瓜：味甘，苦，性平，具有解毒、养颜、美容的功效。苦瓜含有一种活性蛋白质，能够激发体内免疫系统功能，增加免疫细胞活性，清除体内有害物质。

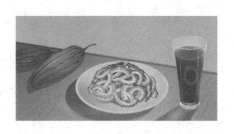

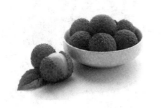

（5）荔枝：味甘，酸，性温。是解毒止泻、生津止渴、排毒养颜的理想食物。荔枝有补肾益精，改善肝功能，加速毒素排除，促进细胞生成，使皮肤细嫩等功效。

（6）猪血：味甘，性温。具有解毒清肠、补血养颜的作用。猪血中的血浆蛋白被人体内的胃酸分解后，能将有害粉尘及金属微粒排出体外。

3 喝粥能治疗黄褐斑吗?

黄褐斑患者也可以喝一些粥类，用于补充营养，促进疾病康复。

（1）猪肾薏苡仁粥：猪肾 1 对，去筋膜等，切碎，洗净，与去皮山药 100 克，粳米 200 克，薏苡仁 50 克，加水适量，用小火煮成粥。加调料分次顿服，具有补肾益肤的作用。适用于黄褐斑、面部色素沉着。

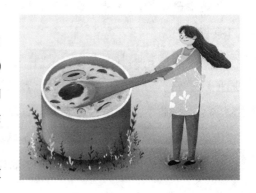

（2）黄瓜粥：大米 100 克，鲜嫩

黄瓜 300 克，精盐 2 克，生姜 10 克。将黄瓜洗净，去皮去心切成薄片。大米淘洗干净，生姜洗净拍碎。锅内加水约 1 000 毫升，置火上，放大米、生姜，武火煮沸后，改用文火慢慢煮至米烂时放黄瓜片，再煮至汤稠，入精盐调味即可。每日 2 次，温服。具有润泽皮肤、祛斑美肤的作用。

（3）八宝粥：生薏苡仁 10 克，生芡实 12 克，生山药 25 克，赤小豆 15 克，莲子 15 克，扁豆 10 克，大枣 10 枚，粳米 100 克。加水煮成稀粥，熟时加适量白糖调匀，再煮片刻，即可服用。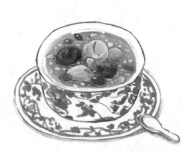

（4）三仁美容粥：桃仁、甜杏仁、白果仁各 10 克，鸡蛋 1 个，冰糖 10 克，粳米 50 克。将桃仁、甜杏仁、白果仁研成细末；粳米淘洗干净，放入砂锅内，加桃仁、甜杏仁、白果仁细末和适量水，武火煮沸，打入鸡蛋，改用文火煨粥。粥成时加入冰糖调匀。每日 1 次，早餐食用。20 日为 1 个疗程，间隔 5 日后可接着用下一个疗程。此粥具有活血化瘀、润肠通便、护肤美肤的作用。老年人常服此粥能减少色素斑，延缓皮肤老化。

4 哪些饮品可改善黄褐斑患者病情？

黄褐斑患者，也可以选一些特制的饮品，来改善自己的病情。

（1）荷花月季茶：选干荷花 5 克，绿茶 5 克，月季花 3 克，用沸水 200 毫升浸 15 分钟，当茶饮，经常服，可活血祛斑。

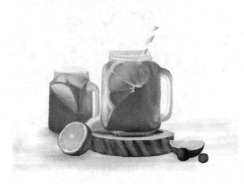

（2）柠檬冰糖汁：取柠檬搅汁，加冰糖适量饮用。柠檬中含有丰富的维生素 C。100 克柠檬汁中含维生素 C 高达 50 毫克。此外，柠檬中还含有钙、磷、铁和 B 族维生素等。常饮柠檬汁，可白嫩皮肤，防止皮肤血管老化，消除面部色斑。

（3）芝麻桃仁饮：取黑芝麻 30 克，桃仁 15 克，莲子 15 克（去心），白糖 25 克，牛奶 200 克，豆浆 150 毫升，将黑芝麻、桃仁、莲子用水浸泡约 20 分钟，然后研末成浆，与牛奶、豆浆相混合，倒入锅中煮沸，加白糖搅匀取出即可饮用。每日 1～2 次。

（4）绿豆百合汤：将绿豆、赤小豆、百合各 50 克，洗净，用适量清水浸泡半小时。武火煮沸后，改以文火煮到豆熟。加盐或糖调味，顿服。绿豆与百合所含维生素 C 能使黑色素还原，具有漂白作用。

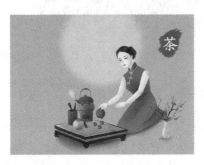

（5）丝瓜化瘀茶：取丝瓜络 15 克，茯苓 20 克，僵蚕 5 克，白菊花 10 克，玫瑰花 5 朵，大枣 5 枚。将上述材料加水煎取汁，代茶饮服。药渣可再煎取汁，温敷于面部。该茶具有清热祛风消滞功效，可用于气滞血瘀型黄褐斑。

（6）砂仁米酒：选砂仁 5 克，橘皮 20 克，青皮 10 克，槟榔 20 克，玫瑰花 10 克，米酒 1 500 毫升。将前 5 味中药压成粗末装入纱布袋内。浸入米酒，文火煮 30 分钟，加少量白糖，取出纱布袋，酒装瓶储存。每次服 15 毫升，每日 2 次。

（7）玫瑰鸡蛋汤：选玫瑰花 10 克，鸡血藤 30 克，萼梅花 10 克，鸡蛋 2 个。加清水 3 碗同煮，蛋熟去壳再煮片刻，加少量白糖，饮汤吃蛋，每日 1 次。

（8）山楂橘皮饮：取山楂、橘皮各适量，加水共煮，待凉，用纱布滤渣取汁，加蜂蜜调用。

（9）美肤汁：取雪梨 100 克，甘蔗 200 克，葡萄 300 克，蜂蜜 100 克。将雪梨、甘蔗、葡萄洗净搅汁去渣，与蜂蜜混合装瓶备用。早晚各服用 10 毫升。

（10）三豆消斑饮：选黄豆、绿豆、赤小豆各 100 克，白糖适量。将上述诸豆洗净浸泡至胀后混合捣汁，加入适量净水煮沸，用白糖调味饮服，每日 3 次。

（11）羊奶鸡蛋羹：羊奶 250 毫升，鸡蛋 2 个，冰糖 50 克。用清水适量将冰糖煮溶，倒入羊奶煮沸，随后打入鸡蛋，搅拌均匀煮沸，即食。

（12）消斑果菜汁：香菜、芹菜、番茄、橙子、苹果各适量，洗净切段。放入搅拌机打汁，加蜂蜜适量饮用，每日 2 次，常服能使皮肤洁白细嫩，富有弹性。

（13）核桃芝麻糊：炒核桃仁、炒黑芝麻各 100 克，何首乌 50 克，共研细末，加蜂蜜适量调成糊状。每天早、晚开水冲服 2 汤匙。久服有益血润肤、美容养颜的作用。

 黄褐斑患者食疗方有哪些?

通过长期的临床实践，皮肤科、营养科医师向黄褐斑患者推荐了以下食谱，长期食用，可促进黄褐斑早日消除。

（1）厚朴香附煨猪肘：取厚朴 15 克，香附 10 克，枳壳 15 克，川芎 6 克，猪肘 500 克。将上 4 味中药压碎，装入纱布袋内。和猪肘共入砂锅中。加水适量，武火煮沸，撇去浮沫。用文火煨至熟烂，去除纱布袋，加入适量酒、盐、黄油、糖等，再煨片刻即可食用。

（2）地黄蒸白鸭：取生地黄 100 克，鲜山药 160 克，枸杞子 30 克，白鸭 1 只（去内脏、骨头）。取鸭肉用盐、胡椒粉和米酒、葱、姜腌 1 小时左右待用。生地黄装入纱布袋内，垫在盆底。将腌好的白鸭肉、山药切成小丁，与枸杞子和匀放在纱布袋上。添入清汤适量，上笼蒸 2 小时，去纱布袋服食，每次用适量。

（3）桃花冬瓜仁散：选桃花（干品）60 克，冬瓜仁 75 克，橘皮 45 克，共研成极细末，置瓷瓶中备用。每次 1 克，每日 2～3 次，饭后用温糯米酒送下。有活血化瘀、祛斑增白、润肤悦色的作用。

（4）干柿去斑方：干柿子，天天食之，久食有效。其功效为润心肺、去黑斑。

（5）核桃牛奶芝麻糊：核桃仁 30 克，牛奶 300 克，豆浆 200 克，黑芝麻 20 克。先将核桃仁、黑芝麻放小磨中磨碎，与牛奶、豆浆调匀，放入锅中煮沸，再加白糖适量，早、晚各服 1 小碗。具有润肤养颜的作用。

（6）木耳大枣方：黑木耳 30 克洗净，大枣 20 枚去核，加水适量。煮 1

小时左右，食用时加蜂蜜少许调味，早、晚各食 1 次。

（7）黄芪炖甲鱼：黄芪 50 克，枸杞子 30 克，甲鱼 500 克，将黄芪、枸杞子洗净，与甲鱼同炖，熟后去渣，加入调味品即可。适用于气血虚弱之黄褐斑。

（8）桑葚蜜膏：桑葚 100 克，黑芝麻 50 克，制何首乌 30 克，当归 20 克，麦冬 20 克，生地黄 20 克，制作时加水适量。煎煮 30 分钟，提取 1 次药液，反复 3 次，3 次药汁合并，文火煎浓缩至膏状，加蜂蜜 1 倍，伴匀再次煮沸，停火待冷。每次 1 匙，沸水冲化，早、晚各服 1 次。

 多吃番茄和山楂等对黄褐斑患者有什么好处？

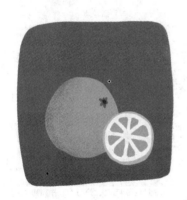

在番茄、玉米等食材中，含有较丰富的谷胱甘肽，常食可以抑制酪氨酸酶的活性，使已存在的色素斑减退或消失。

山楂、橘子、鲜枣等水果，以及一些绿色蔬菜，含丰富的维生素 C。而在皮肤组织中，存在着一种名为多巴的化学物质，此物是合成黑色素的重要原料。维生素 C 能抑制皮肤内多巴的氧化作用，推迟或抑制黑色素的生成。

因此，多吃番茄和山楂等食材，对黄褐斑患者的早日康复是有益的。

 为什么黄褐斑患者要多吃核桃？

核桃，果仁味道醇香，回味悠长，是一种很受欢迎的坚果类食物。

在核桃中含有丰富的锌元素和锰元素，这二者对于人体内分泌系统运行具有重要作用。当体内缺乏这些元素时，人体会过早衰老。在核桃中含有较多的磷元素，能增加细胞活力，增强造血功能，促进毛发生长。

在核桃中还含有铁成分，是造血系统不可缺少的物质，它不仅以血红蛋白的形式在血液中运输氧，而且参与细胞免疫反应，促进皮肤细腻及毛发生长发育，维护皮肤弹性，润泽颜面。另外，核桃中所含维生素 A，能抵御衰老，保护眼睛。维生素 E 可增进皮肤细胞活力，改善血液循环，促进新陈代谢。

因此，核桃是健康专家公认的抗衰老美容佳品，很适合黄褐斑患者食用。

 黄褐斑患者多喝蜂王浆好吗？

研究发现，蜂王浆含有丰富的营养成分，可促进蛋白质合成，刺激细胞生长，改善机体新陈代谢，强化组织再生能力。同时，因其含有丰富的超氧化物歧化酶及维生素 C、维生素 E，是不可多得的抗衰老良药。

服用蜂王浆，可以促进和增强表皮细胞的生命活力，改善细胞新陈代谢，防止代谢产物堆积，避免胶原、弹力纤维变性、硬化，进而滋润营养皮肤。蜂王浆可直接涂于皮肤。用 0.5～1 克蜂王浆加上 1～1.5 克甘油混合后，早晚涂搽面部，可使皮肤柔软，富有弹性，防止皮肤老化，减少色素形成。

因此，黄褐斑患者可以多喝蜂王浆。

美容疗法

 黄褐斑治疗误区有哪些?

黄褐斑是一种病因复杂、病程漫长的疾病。加之我们对疾病本身的认知不足,在黄褐斑治疗中还存在下面一些误区,需要特别注意。

☺ 相信治疗黄褐斑有特效方法,可以在很短时间内迅速祛斑。

☺ 认为黄褐斑只是发生在皮肤表面的色斑,通过激光一扫,就可以很快去除。

☺ 误信某些机构的夸大宣传,盲目使用一些含有激素、铅、汞及其他重金属的化妆品,希望能够达到快速祛斑、美白的目的。

黄褐斑患者,要想获得较好的治疗效果,就必须改变这些错误观念。世界上并没有一蹴而就的手段,要注意循序渐进,内外兼修,才能逐步达成消斑美容的目标。

 黄褐斑美容疗法有哪些?

王朵今年38岁,研究生毕业之后,去了海南工作。最近几年,她的面部长了一些褐色斑片,两颊部及鼻梁部位都有,自觉十分难看。当地医生说是黄褐斑。但用了许多方法,效果都不好。突然想到表姐是一名皮肤科专家。于是,她就给表姐发了微信,问有什么好的办法。

表姐建议她试试美容疗法。表姐介绍,美容对于爱美的女性必不可少,对于黄褐斑患者更是如此。

美容疗法包括许多种。其中常用的有经络美容疗法、微针疗法、水光针疗法、果酸换肤、蒸汽美容等，以及各种光电类治疗方法、面膜倒模等。通常这些方法治疗黄褐斑，均具有一定效果。

表姐建议王朵，要到正规医院的皮肤科就诊，在医生指导下，选择合适的美容项目。

 如何通过经络调整来治疗黄褐斑？

经络美容疗法，是指在中医经络理论指导下进行美容治疗的一种方法。经络美容疗法，主要包括经络调整和体针两种方法。

其中，通过经络调整治疗黄褐斑的方法为：用75%乙醇棉球消毒经穴，右手持针，针尖对准穴位，借助腕部转动力量，挑刺皮肤表面（即经络皮部），以不刺进皮内、不划破皮肤、不出血为度，挑拨时要有震动的声音。

选择的穴位包括：百会、风池、肺俞、大椎、肝俞、脾俞、肾俞、手三里、足三里、关元、三阴交，以及印堂、四白、颧髎等面部穴位。从上向下，对称进行，每穴挑治两下，在面部轻轻点刺。

 如何用体针治疗黄褐斑？

体针疗法，是经络美容的重要组成部分。体针疗法，其关键是需要辨证施治，常见的中医辨证类型及操作方法如下：

（1）肝郁气滞型：色斑以面颊部为主，兼有情志抑郁，胸胁胀满或少寐多梦，面部烘热，月经不调，舌有瘀斑，苔薄或黄，脉多弦细。治疗以疏肝理气、活血消斑为基本原则。主穴取三阴交、足三里、气海、太冲，配穴选阴陵泉、行间、肝俞。每次选取 2～5 穴，用平补平泻法，留针 25 分钟。

（2）脾虚湿盛型：色斑以颧、唇部为主，兼有肢体困倦，食欲减退，白带多，经期滞后，舌多淡润或有齿痕，脉多濡或滑。治疗应以理气健脾、活血消斑为主。主穴取中脘、足三里、气海、三阴交，配穴选脾俞、上脘、下脘。每次选取 2～4 穴，用补法，留针 25 分钟。

（3）肝肾不足型：色斑褐黑，边界明显，面色晦暗不泽，兼有头晕目眩，腰膝酸软，舌红少苔，脉细或数。治疗以滋补肝肾、活血消斑为主。主穴取太溪、行间、三阴交，配穴选肝俞、肾俞、阴陵泉。每次选取 2～3 穴，用补法，留针 25 分钟。

皮损局部也可采用美容针围刺法。在第一周，每日 1 次，以后隔日 1 次，1 个月后每周治疗 2 次，3 个月为 1 个疗程。

 用水光针治疗黄褐斑效果如何？

水光针，又称微细空心注射针。水光针疗法，是近几年比较时尚的一种美容方法，有许多医疗美容机构开展这种项目。

曾有学者应用氨甲环酸（4 毫克 / 毫升），对 100 例黄褐斑患者行真皮内注射。其中 9.4% 的患者效果良好，76.5% 患者病情明显改善。学者周建敏等使用氨甲环酸水光针治疗 70 例黄褐斑患者，治愈率达 22.9%，有效率达 65.7%，效果也不错。

采用水光针治疗黄褐斑，操作简单，快速有效，是一种很有发展前景的治疗手段。

 美塑疗法能治疗黄褐斑吗？

根据皮肤组织病理，黄褐斑可以分为表皮型黄褐斑、真皮型黄褐斑、混合型黄褐斑 3 种类型。美塑疗法主要作用于真皮组织，去除其中的色素，因此，对于后两种类型的黄褐斑当然是有效的。

采用美塑疗法治疗黄褐斑，国内外报道较多的是对面部黄褐斑的治疗，以及面部皮肤出现炎症后，对色素沉着的预防及治疗。目前应用较多的美塑疗法，主要包括水光针疗法、微针疗法及作用于真皮层的光电技术类项目。

 能用果酸换肤治疗黄褐斑吗？

果酸是指由多种天然蔬果中所提取出来的酸类物质，其英文简称 AHA。其中以自甘蔗中提炼出来的甘醇酸最常使用。

果酸的作用在于其能去除过度角化的角质层，帮助患者去除受损的外层皮肤，刺激新的细胞生长。果酸有多种功能，果酸不仅可以调整皮肤角化异常，改善细纹和皱纹，淡化黄褐斑皮损以及炎症后黑变病（炎症后色素沉着），而且能够收缩毛孔，嫩滑肌肤，改善肤质，抵抗和延缓皮肤衰老。

 果酸换肤需注意哪些问题？

接受果酸换肤之后，皮肤将需要数天至一周的时间恢复。在此期间，要特别注意皮肤的护理。

术后若有皮肤肿胀现象，请在 24～48 小时内冰敷。

在术后 1 周内，每天仅用清水洗脸，以毛巾拍干，避免用力搓揉皮肤。洗脸后要按照医师要求使用药膏或营养面霜（早、晚各 1 次），直至皮肤恢复正常。

1 周之后，皮肤恢复正常，即可停用药膏或营养面霜。可以用清洁剂清洗脸部，并轻轻拍干，以免刺激皮肤。同时，可恢复使用原来用的果酸保养面霜、果酸乳液或果酸凝胶。

在皮肤恢复之前，应避免日晒，勿用防晒乳液。不能戴帽子，以免形成压痕。皮肤恢复后，外出应该涂防晒乳液。

术后局部会有轻微瘙痒、灼热或疼痛，甚至脱屑或结痂。这些症状一般在术后 1 周内逐渐消失。

 对果酸换肤者如何护理？

在患者换肤之前，应给予面部清洁护理，并告知需要注意的事项。

首先要介绍相关知识，如黄褐斑的形成原因、分布、防治方法等。以及果酸换肤的流程、原理、疗程、果酸种类等。叮嘱患者要注意补充维生素 C，以减少色素沉着。

多数选择果酸换肤的患者，对容貌和皮肤状态都十分重视。护理人员要多与患者交流，了解患者内心想法，及时给予心理疏导。

叮嘱患者清洁面部时要用18℃左右的温水。清洁时不可对皮肤进行搓揉，清洁后要选用温和的保湿护肤品。外出时注意采取防晒措施。

指导患者多食用草莓、橙子等维生素 C 含量比较高的蔬菜和水果，以促进肠道蠕动排除毒素。避免食用刺激性和感光性强的食物。

提醒患者要早睡早起，保持充足的睡眠。

 何谓蒸汽美容？有何作用？

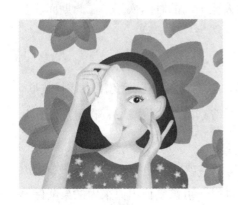

蒸汽美容是一种常见的美容健肤技术。其基本原理是以较高的蒸汽与温度、湿度刺激面部，使毛孔开启，加快血液循环，消除污垢，减轻黑斑与皱纹，使面部红润细腻，洁白光滑，健康饱满。其作用包括：

促使毛囊及角质细胞软化，清除毛囊深层的污垢和角质细胞，使皮肤清爽、光滑和细腻。

减少或消除面部皮肤色素沉着，使面部皮肤柔滑、白嫩。同时，增加皮肤弹性，减少皱纹。

有效补充皮肤水分，使皮肤保持湿润状态并具有一定的弹性。

改善皮肤微循环，增强皮肤、神经、血管的营养供应，使皮肤保持红润、有光泽和柔嫩。

离子化后的蒸汽富含氧离子，喷射时产生的冲击力有利于增强皮肤对氧离子的吸收。

加强皮肤的有氧代谢，增加氧合血红蛋白在组织中释氧，使皮肤的氧气供应情况改善，可减轻皮肤的水肿、渗出、瘀血、瘙痒等，促进皮损愈合及上皮细胞再生。

 蒸汽美容应注意哪些问题？

蒸汽美容术，是借助仪器喷雾，甚至是沸水来完成的，所以患者的安全和舒适程度十分重要。

为保证安全，熏蒸过程中应密切观察喷雾状况，容器内水量不能超过水位警戒线，以免水沸时突然喷射出来烫伤患者皮肤。在熏蒸时，患者应全身放松，微闭双眼，以免因蒸汽刺激睑结膜、球结膜引起水肿，导致短暂的视物不清。

另外，还应注意仪器的通畅，避免因喷雾不匀或加热不足影响护理效果。

 何谓面膜倒模术？

面膜倒模术是一种以中医理论为指导，集按摩、药物、理疗为一体的综合性面部美容法。此法不仅具有延缓衰老、调理肌肤等面部保健作用，而且可用来治疗某些皮肤病，如黄褐斑、炎症后黑变病等。

面膜倒模术，包括中药面膜和倒模两种。在操作之前均需先清洁皮肤，然后涂药、喷雾、按摩，以达到治疗黄褐斑和皮肤美容的目的。

面膜是由药物与聚乙烯醇等有机物结合而成，方法为将少许成膜剂涂于面部，约1小时后将膜揭去，根据病情可2～3天用1次。倒模则是将按摩、药物及石膏倒模塑形按一定程序进行的治疗方法。

 常用的面膜分几类？

目前，常用的面膜主要为具有美容护肤作用的中药，或某些天然植物。

（1）中药面膜：将面膜粉加入少量的蜂蜜，用水调成糊状，然后涂于面部，边涂边喷雾边按摩，手法应循经络穴位和血液循环的方向进行，以达到治疗黄褐斑的目的。

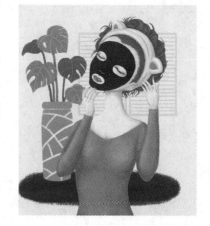

（2）倒模面膜：在基质中加入不同药物，制成各种霜剂。然后将霜剂涂于面部，边涂边喷雾边按摩数分钟。接着用脱脂棉将眼、鼻、口盖好后，再将石膏用水调成稀糊状，涂于面部，注意要露出鼻孔和口。待石膏由软变硬变热，由热慢慢变凉，即可将石膏取下。

 常用的黄褐斑面膜配方有哪些？

在长期的工作实践中，皮肤美容从业人员总结经验，发现有多种面膜对黄褐斑有良效。常用的包括以下几种：

（1）蜂蜜鸡蛋面膜：具有祛斑、美白、紧肤的功效。选择蜂蜜1勺，鸡蛋1个，糯米粉适量。将上述原料混合，再敷脸20分钟。2周做1次即可。

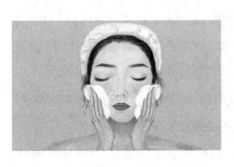

（2）燕麦面膜：具有改善肌肤粗糙、角质堆积、促进肌肤光滑的功效。将燕麦片放入温水中浸泡2～3小时，加脱脂牛奶搅拌。敷于面部10～20分钟，然后用手按摩，再用清水洗净。

（3）茯苓白芷面膜：将茯苓、白芷细粉加入少量橄榄油外搽患处，并轻轻按摩，每日1次，15天为1个疗程。

（4）五白面膜：白芷、白附子、白茯苓、白及、密陀僧、滑石粉各等份，研细末。清洁皮肤后，做面部按摩10分钟，然后用蛋清或温水将上药细末20克调成糊状，涂于整个面部，30分钟后用清水洗净。每周1次。

整合疗法

 何谓整合医学？

整合医学，全称整体整合医学，是指从人的整体出发，将医学各领域的先进理论和临床各科有效的诊疗手段进行有机整合，并根据社会、自然、心理的现实进行修正、调整，使之成为更加符合、更加适合人体健康和疾病诊疗的新的医学体系。

整合医学由中国工程院原副院长、第四军医大学原校长樊代明院士于2012年率先提出。

 整合医学的特点是什么？

整合医学，不是一种具体的诊断和治病方法。整合医学是一种不仅看"病"，更看"病人"的方法论。整合医学对于传统的就医方式来说，堪称是一场彻底的革命。

整合医学关注的不仅仅是疾病，而是整个的病人。整合医学的理论基础是从整体观、整合观和医学观出发，将人视为一个整体，并将人放在更大的整体中（包括自然、社会、心理等）考察，将医学研究发现的数据和证据还原成事实，将临床实践中获得的知识和共识转化成经验，将临床探索中发现的技术和艺术聚合成医术，并经过反复的实践、总结和验证，最终形成一套新的理论体系，也就是整合医学。

为什么黄褐斑需进行整合治疗？

黄褐斑是一种顽固性的色素性皮肤病。其病因、发病机制十分复杂，单用一种方法治疗，很难达到理想效果，并且在治疗之后，容易出现色素沉着、色素减退、皮肤敏感等副反应。

黄褐斑多发生在女性，皮损多位于面部，对患者仪容仪表损害严重，患者往往治愈心切，然而欲速则不达。黄褐斑发生在面部，日晒是其重要发病原因和诱因，由于防护不当，病情容易反复或加重。

因此，对于黄褐斑患者，需要采用多种方法进行整合治疗，才有可能取得较好效果。

 黄褐斑治疗应从哪里入手？

黄褐斑的病因、发病机制复杂，治疗后常常出现炎症后色素沉着、色素减退，容易反复发作，因此黄褐斑治疗是令医生头痛的问题之一。

目前，黄褐斑的治疗思路主要是降低酪氨酸酶活性、抑制黑色素合成、抗氧化反应、激发热损伤效应等，但其治疗效果各有不同。在临床治疗时，应根据患者的临床分型、病情严重程度等，选择个体化治疗方案，以避免不良反应，争取比较理想的效果。

 黄褐斑基础治疗包括哪些内容？

黄褐斑的基础治疗主要包括以下几个方面：

（1）避免诱发因素，调整生活方式：比如，要避免服用激素类药物、光敏性药物；注意劳逸结合，保证足够睡眠；调整心情，缓解焦虑情绪；注意规律而适宜的饮食；敏感性皮肤患者，要注意选择合适的化妆品。

（2）注意防晒：防晒是黄褐斑所有治疗方法的基础。建议使用防晒系数较高（SPF ≥ 30，PA+++）的广谱防晒剂，需要每日使用，每次用量为2毫克/厘米^2，每隔3～4小时涂搽1次。

（3）注意修复皮肤屏障：对处于暴露部位的皮损，使用脱色剂同时，还应注意皮肤保湿和屏障功能修复。建议在医生指导下使用具有抗过敏、保湿作用的护肤品。

（4）要积极治疗相关慢性疾病：如肝脏疾病、妇科疾病等。

 黄褐斑整合治疗的基本方针是什么？

黄褐斑的发生发展，与日晒、内分泌因素、遗传、化妆品使用不当、慢性疾病、各种药物、精神抑郁等多种因素有关。

目前认为，黄褐斑的发生机制与黑素细胞活性增加、黑色素生成增多、血管扩张、皮肤屏障功能受损等有关，而且往往是多种因素共同作用的结果。

整合治疗就需要从这些方面入手，根据患者病情，制订个性化的治疗方案。

 怎样通过强强联合推进黑色素分解？

通常，皮肤上的色斑一旦形成，就很难祛除。

目前，有学者主张，在治疗黄褐斑时联合激光、光子嫩肤术、中胚层疗法、果酸或超分子水杨酸、维甲酸（视黄酸）等多种手段，加速黑色素分解，或者使其还原，以达成快速祛除色斑的目标。

在治疗过程中，如果起效太慢，患者容易丧失信心，放弃治疗。因此，需要采取快速见效，才能提高患者的依从性。当然，在条件允许时，要尽量选择分解色素效率高且刺激性较小的治疗项目。

 哪些方法可高效分解、破坏黑色素？

针对黄褐斑患者，可采用皮秒激光、点阵激光、Q开关激光等，高效分解、祛除黑色素，在短期内取得较好疗效。

其中，皮秒激光脉宽短至数百皮秒，峰值功率极高，可强力高效爆破色素颗粒，而热传导作用微乎其微。皮秒激光的点阵模式，能淡化色斑、改善肤色和肤质，疗效好且非常安全。非剥脱性点阵激光，借助于"色素穿梭"，将色素颗粒从点阵的显微热损伤灶中排出，对色斑治疗快捷安全。另外，Q开关激光等，则可通过较为温和的方式，分解黑色素和促进色素代谢，对皮肤的伤害较小。

 哪些方法可减少黑色素合成和传输？

减少黑色素的合成和传输，是黄褐斑治疗的关键节点之一。具体可采用以下方法：

（1）全身疗法：如口服中药、氨甲环酸，静脉滴注氨甲环酸、谷胱甘肽、维生素 C 等，可以降低黑素细胞中的酪氨酸酶活性。

（2）中胚层疗法：包括微针、水光针、手工注射、纳米微晶等，也包括中药皮损区注射或穴位注射、穴位埋线等。这些方法可将抗氧化剂、自由基清除剂、营养成分、透明质酸、中药等成分直接导入皮肤内，快速还原色素，降低酪氨酸酶活性，同时修复皮肤屏障功能。

（3）外用疗法：局部应用左旋维生素 C 和维生素 E、氨甲环酸、氢醌、谷胱甘肽、熊果苷、壬二酸、曲酸、积雪苷等制剂，可降低酪氨酸酶的活性；烟酰胺制剂可阻止黑素颗粒向角质形成细胞的转运传输，同时具有修复皮肤屏障和抗糖化作用；维甲酸可抑制酪氨酸酶活性，阻止黑素颗粒向角质形成细胞传输，同时促进细胞和色素代谢。

 如何减轻炎症和修复皮肤屏障？

近几年，炎症因素对黄褐斑病程的影响，引起了众多专家的关注。炎症因素已经成为黄褐斑发展进程中的重要参与者。

在应用激光或化学剥脱治疗之后，必须马上采取皮肤创面的镇静、舒缓、消炎、保湿等措施，以尽快减轻和消除皮肤炎症，促使创面和皮肤屏障功能修复。在手术之后，皮肤炎症反应越重，屏障功能损害就越重，持续时间越长，则发生色素沉着的概率就越高。

具体可采取以下措施，减轻术后炎症反应和修复屏障：红光或者黄光照射，强脉冲光照射，中胚层疗法，中医药治疗和外用护肤品等。

11 氨甲环酸 + 激光治疗黄褐斑效果怎样？

氨甲环酸是一种人工合成的抗纤溶药物。近年来，此药被用于治疗黄褐斑，取得了较好效果。

曾有学者采用口服氨甲环酸联合激光治疗黄褐斑。选择 80 例黄褐斑患者随机分为两组，一组接受 Q 开关 Nd：YAG 1 064 纳米激光治疗，同时口服氨甲环酸，另一组单独使用 Q 开关 Nd：YAG 1 064 纳米激光治疗。结果显示，激光联合氨甲环酸组治愈率和有效率均高于单用激光组。证实氨甲环酸可提高 Q 开关 Nd：YAG 1064 纳米激光治疗黄褐斑的疗效。

12 果酸换肤 + 激光治疗黄褐斑效果好吗？

果酸换肤术，是临床常用的一种化学剥脱治疗方法，用于治疗黄褐斑，具有较好的疗效。

国外学者维茨拉蒙等，采用激光联合果酸换肤术治疗黄褐斑。观察 15 例男性黄褐斑患者，一侧面部用低能量 Q 开关 Nd：YAG 1 064 纳米激光治疗；在对侧面部用低能量 Q 开关 Nd：YAG 1 064 纳米激光，联合果酸换肤术治疗。每周 1 次，连续治疗 5 次，并随访至治疗结束后 12 周。结果显示，联合治疗侧面部在治疗期间皮肤相对亮度指数持续下降，并在 4 周时得到最大的改善（减少 52.3%）。

研究证实，激光联合果酸换肤术治疗黄褐斑比单用激光有效，但也有色素减退的风险，仍需进一步观察研究。

13 如何用激光 + 中医药治疗黄褐斑？

中医认为，黄褐斑的发病与人体内脏功能失调、气血不和有关，因此拟出祛斑逍遥汤、活血润肤饮、中药面膜、针灸等治疗方法，疗效颇佳。目前，越来越多学者致力于采用中医药联合激光的方法来治疗黄褐斑。

学者周海燕等，采用自拟活血化瘀方剂联合激光治疗黄褐斑。将 132 例黄褐斑患者随机分成两组，均给予口服维生素 C、维生素 E；对照组给予 Q

开关1064纳米激光治疗；观察组在对照组基础上给予自拟活血化瘀方剂治疗。结果显示，观察组的显效率（46%）明显高于对照组（29%），两组性激素水平较治疗前明显下降，且观察组较对照组下降更为明显。研究表明，自拟活血化瘀中药联合激光治疗黄褐斑，能通过降低患者体内性激素水平，达成抑制黑色素形成、祛除色斑的目标。

 强脉冲光配合三联霜治疗黄褐斑效果如何？

三联霜，即4%氢醌（HQ）+0.05%维A酸（RA）+0.01%氟轻松（FA），配方来自于美国。用于治疗黄褐斑，疗效显著。

国外学者费格莱多等，采用三联霜联合强脉冲光治疗62例难治性黄褐斑。观察组用强脉冲光治疗后，联用含4%氢醌+0.05%维A酸+0.01%氟轻松的霜剂和广谱防晒霜，对照组只用三联霜和广谱防晒霜，分别于1、6、12个月后用黄褐斑面积及严重程度指数评分进行评估。结果发现，6个月后观察组黄褐斑面积及严重程度指数评分减少为49.4%，12个月减少为44.9%，且无明显副作用。研究表明，单疗程的强脉冲光结合三联霜治疗黄褐斑较单一三联霜更安全，疗效更好。

 激光、强脉冲光两强联手对付黄褐斑好吗？

与激光相比，强脉冲光治疗之后，发生水肿、红斑、色素沉着的风险较小且恢复快。许多学者将二者结合治疗黄褐斑，并取得了较好疗效。

曾有学者报道，他们联合激光、强脉冲光治疗黄褐斑53例。疗程间隔为2周，共2个疗程。在每个疗程中，每位患者先进行3次Q开关红宝石激光（QSRL，波长694纳米）治疗，2周后进行1次强脉冲光治疗。结果显示，黑色素指数、红斑指数分别从216.1和381.8下降到167.8和310.3，黄褐斑面积及严重程度指数评分从14.66分下降到5.70分。持续观察3个月，无明显反复，且副作用轻微。上述研究表明，激光联合强脉冲光治疗黄褐斑安全有效，且不良反应少。

如何用激光 + 微针治疗黄褐斑？

微针的主要作用原理为透皮作用及胶原诱导，通过对表皮、真皮或皮下组织微细打孔或穿刺，产生局灶损伤效应，修复快且不留瘢痕。这种方法主要用于治疗黄褐斑、痤疮瘢痕等。

学者尤斯坦纳等，曾联合微针和激光，治疗 16 例顽固性黄褐斑。随机选取患者一侧面部用 Q 开关 Nd：YAG 532 纳米激光照射，联合微针导入维生素 C，对侧则单用 Q 开关 Nd：YAG 532 纳米激光治疗。结果显示，联合治疗组黄褐斑面积和严重指数显著下降，两组副作用和复发率无明显差异。研究表明激光联合微针治疗黄褐斑，效果明显优于单纯的激光疗法。

但是，目前两者联合应用的临床观察病例数量有限，还应严格把握其适应证及应用方法。

 防治黄褐斑专家有何新建议？

针对黄褐斑的诱发因素及发病机制，皮肤病专家何黎建议对黄褐斑现行治疗原则应进行调整。应该在稳定黑素细胞、抗炎、保湿、防晒的基础上，根据临床分型祛除黑色素，同时要注意改善皮肤的微循环功能。

（1）药物：主要有维生素 C、维生素 E、氨甲环酸、谷胱甘肽等。局部用药包括氢醌、壬二酸、熊果苷等脱色剂。

（2）美容：包括果酸换肤、左旋维生素 C 导入、激光治疗等。

（3）护肤品：使用具有保湿、抗炎、抗过敏功效的护肤品，同时全程使用防晒剂（SPF>30，PA+++），每 3 小时重复涂搽 1 次。

注意：如果有化妆品使用不当情况或曾实施换肤术的患者，应首先进行抗感染治疗，可静脉滴注复方甘草酸苷，每次 80 毫克，或者维生素 C 3 克，每周 2 次。

日本专家如何预防和治疗黄褐斑？

关于黄褐斑发病原因和过程，日本皮肤病学者葛西健一郎提出了新的看法。

葛西健一郎认为，黄褐斑的本质是过度刺激而引起的慢性炎症性色素沉着。防治此病应注意：

☺ 要避免摩擦、揉搓面部，不能过度清洁或使用去角质产品。

☺ 最好不选择激光治疗，那样有可能使色斑越治越黑。

☺ 针对使色斑加重的因素进行防护，如防晒、放松心情、不要熬夜等。

☺ 口服氨甲环酸等药物，以加快色斑的淡化。要注意需坚持治疗一段时间，才能取得比较理想的效果。

预防和护理

 如何预防或淡化黄褐斑?

黄褐斑是一种病因复杂的疾病，需要经过长期治疗，才可能取得较好效果。同时，黄褐斑的预防和护理对于疾病康复具有重要价值。在日常生活中，黄褐斑患者应注意以下问题：

☺ 限制抽烟、喝酒，避免长期熬夜，要保持豁达开朗的心情，同时做好防晒工作。

☺ 起居有节，劳逸结合，调理好内分泌系统，注重皮肤护理，特别是在月经、妊娠、哺乳期间，需要适当用一些保湿、防晒的护肤品。

☺ 出现黄褐斑之后，患者也无须过分担忧。虽然在临床上，针对黄褐斑尚无根治和预防复发的方法，但是，我们却可以借助多种医疗美容方法，来有效淡化和消除色斑，改善形象，提升生活品质。

 针对黄褐斑有哪些防护措施?

黄褐斑有许多致病的危险因素。针对这些危险因素，可采取以下防护措施：

（1）防晒：使用遮阳伞、遮阳帽，或防晒霜，对黄褐斑有一定预防作用。防晒霜和遮阳伞、遮阳帽同用，可明显降低黄褐斑发生风险。

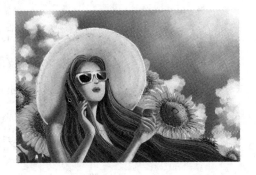

（2）合理避孕：采用宫内节育器避孕为黄褐斑患病危险因素，因此，女性选择其他避孕方式更为安全一些。

（3）充足睡眠：睡眠为黄褐斑重要保护因素，随着睡眠时间延长，患黄褐斑的危险性会逐渐降低。临床观察发现，睡眠质量差的人，与睡眠质量好者相比，更容易罹患黄褐斑。

（4）心情舒畅：根据临床观察，黄褐斑的发生和加重，与患者的情绪和过度劳累密切相关，相关度可超过 50%。因此，控制自己的情绪，保持心情舒畅，是患者必须注意的问题。

（5）慎用药物及化妆品：药物与化妆品引起的过敏反应，是黄褐斑患病的危险因素之一。对于敏感性皮肤患者，化妆品的正确选择和使用尤为重要。

（6）合理饮食：在豆制品中含有大量异黄酮，异黄酮具有类似雌激素的作用，适量摄入可降低黄褐斑发生风险。

黄褐斑患者如何防晒？

日晒是黄褐斑发生的三大要素之一，平时黄褐斑患者必须注意以下三点：

（1）要选择合适的防晒霜：建议室外活动 2 小时内补涂一遍，无论是使用多少 SPF 指数的防晒霜，皆应如此。

（2）要选择正规品牌的防晒伞：采用防晒伞 + 防晒霜组合使用也不错。

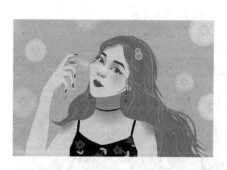

（3）晒伤后要及时处理：在暴晒之后，如果出现晒伤，需要立即喝水，给皮肤补水，同时避免短期内再度晒伤。还可以用袋装牛奶冷敷，缓解红斑症状。或者采取补水喷雾等措施，保护皮肤屏障。

为何需对黄褐斑患者进行心理干预?

有学者研究发现，许多黄褐斑患者发病，是因为长期夫妻分居、家庭生活不和谐，以及存在心理、情绪方面的问题所引起的。有学者通过对女性黄褐斑临床资料分析，发现引起黄褐斑的相关因素中，神经精神因素占67.69%，位居首位。另外，过度日晒、内分泌因素、遗传因素等，也在其中发挥着很重要的作用。

神经精神因素，如过度疲劳、长期失眠、精神负担过重等，均可引起色斑加重。而疾病本身又会加重心理负担，形成"恶性循环"。因此，对于黄褐斑患者，及时进行心理干预，是很有必要的。

 如何对黄褐斑患者进行心理疏导?

长期情绪低落或心情郁闷，是黄褐斑发病的常见原因。同时，黄褐斑本身也会导致严重的心理情绪问题。因此，要避免黄褐斑反复发作，就必须尽早进行心理疏导。

首先建议患者要注意劳逸结合，适量运动，保持充足的睡眠。在治疗过程中，对于患者积极的行为及良好情绪，要及时给予鼓励和肯定。对于患者的负面情绪，要给予医学角度的解释，获得患者的理解和信任，提升患者的依从性。

即使在病情缓解或痊愈、停用药物之后，仍需提醒患者生活规律，保持良好的心情和充足睡眠，以避免黄褐斑的复发。

 黄褐斑患者应如何调整情绪?

焦虑、抑郁、烦躁等不良情绪，是黄褐斑发病的重要原因。据调查，大约有78%的黄褐斑患者存在情绪不佳、烦躁易怒等问题。因此，黄褐斑患者要学会控制与调节自己的情绪，避免精神因素的伤害。

首先，要以清静的身心和积极乐观的态度看待发生的事情，保持稳定的心理状态；其次，要有豁达的胸怀，容纳、接受各种不良刺激，以理性克服情感上的冲动；此外，当心情烦躁难以排解时，要主动转移自己的注意力。通过与人交谈倾诉，或体育锻炼，将心中郁闷发泄出来，以帮助自己恢复心理平衡。

 何谓黄褐斑"五忌"？

黄褐斑是一种病因复杂的疾病。患者应牢记"五忌"，以防黄褐斑病情加重。

（1）忌晒：日晒会促进黑色素合成，导致色斑加重。特别是在激光手术前后更应注意防晒，以免影响疗效。

（2）忌怒：生气发怒、脾气暴躁是黄褐斑发生的重要诱因。保持心情舒畅不仅有益于身心，更有益于皮肤。

（3）忌躁：这个躁有两种含义，一是遇事性情急躁，情绪多变，导致色斑加重；二是治疗时急于求成，"欲速则不达"。

（4）忌刺激：色斑容易受到"激惹"，切忌过度去角质及使用剥脱性护肤品，以免破坏皮肤屏障功能。

（5）忌盲从：因为顽固难治，患者"有病乱投医"，什么方法都敢试一下，最后有可能事与愿违，导致敏感性皮肤、激素脸等复杂问题。

 黄褐斑患者该如何洗脸？

洗脸，是人们的日常行为，司空见惯。对于黄褐斑患者，洗脸却不是小事情。

☺ 洗脸时要用温凉的水，不可过度揉搓皮肤。

☺ 要慎用化妆品，坚决避免使用劣质化妆品，比如含激素、铅、汞等有害物质的祛斑霜。

☺ 应选用滋润、保湿效果好、无刺激性的护肤品，以防破坏皮肤结构，降低皮肤抵抗力，加重皮肤损伤。

黄褐斑患者如何选择护肤品?

黄褐斑的发生发展，与皮肤的基本状况密切相关。正确选择护肤品，对于黄褐斑患者的康复，具有重要价值。

（1）温和清洁：切忌去角质，限制使用各种剥脱性护肤品。

（2）加强保湿：推荐使用生胶原修复皮肤屏障。因为胶原是皮肤组织的主要成分，可促进表皮细胞增殖，加速表皮生长，快速修复皮肤损伤。

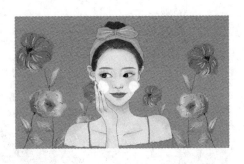

（3）美白保湿：如透明质酸深层修护精华液等，能防止色素沉着，具有补水保湿、淡化色素作用。

（4）严格防晒：选择合适的防晒霜。

 黄褐斑患者该如何避孕?

计划生育是我们的基本国策。虽然目前国家提倡一对夫妇生两个孩子，但是，什么时候生孩子，还是需要有计划的。因此，夫妇之间，有时候就需要采取避孕措施。

临床观察发现，使用避孕药物，是导致黄褐斑发生的重要因素之一。黄褐斑多在口服避孕药之后 1 ～ 2 月出现，发生率约为 20%。这是因为雌激素可刺激黑素细胞，生成更多黑色素，而孕酮则可使色素斑的面积扩大。

因此，建议对雌激素敏感的女性，改用其他避孕方式。

 黄褐斑患者为何要积极治疗原发病?

临床研究发现，黄褐斑的发生，与多种内、外因素有关。特别是一些慢性疾病，常和黄褐斑相伴而生。

女性生殖系统疾病，如月经不调、痛经、附件炎、不孕症等，以及肝脏疾病、慢性酒精中毒、甲状腺疾病、结核、内脏肿瘤等，均可导致体内黑素细胞活性增强，黑色素生成增加，从而"引爆"黄褐斑。

因此，为了预防黄褐斑的发生，或者已有色斑早日消退，应积极治疗原发的慢性疾病。

 适度运动对黄褐斑患者好吗?

生命在于运动。坚持体育锻炼可增强心血管系统功能，改善皮肤血液循

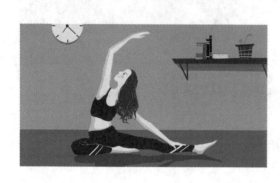

环，使皮肤更加红润富有光泽。不过，需要提醒的是，每个人应根据个人年龄及身体状况，选择力所能及的运动。大量事实表明，过度运动不但对身体无益，还会破坏或降低人体免疫力，导致各种疾病的发生。

黄褐斑患者，多为中青年女性，最好是采取有氧、无氧及柔韧性运动相结合的方法。这样，既能保持形体，愉悦身心，又能强身健体，治病防病，如瑜伽、太极等，就很不错。

 黄褐斑患者术前需做哪些准备?

在激光手术前，对黄褐斑患者要做好美容咨询工作：术前应和患者沟通，了解患者的期望值，告知黄褐斑成因、目前治疗手段、疗效，以及可能出现的并发症等。

女性患者要避开月经期，治疗前半年停止使用祛斑药，治疗前3～6个月无日光暴晒史。做好患者信息登记，如姓名、年龄、住址、联系方式等，签署激光治疗知情同意书等。

另外，在选定治疗区域和部位后，还要在相同光照情况下进行术前拍照。每个患者都需建立一个文件夹，保存影像资料，以便治疗前后对照。

14 如何对黄褐斑手术患者进行健康教育?

黄褐斑患者多为已婚已育女性,因面部色斑产生自卑心理,对家庭稳定产生担忧,多有焦虑情绪。多数患者对治疗效果期望值过高,有急于求成的心理。

针对上述问题,医务人员应做好解释及指导工作,让患者了解疾病的相关知识,目前比较有效的治疗手段,以及可能产生的并发症、注意事项和治疗过程中的感受等,以消除患者的不良情绪,保证其在最佳状态下接受治疗。

15 对黄褐斑患者,该如何进行术后护理?

激光治疗黄褐斑,有时效果还不错。其中,术后护理是一个很重要的环节。

黄褐斑患者,在经过激光治疗后,皮肤会有灼痛感,出现点状出血或水肿。因此,在手术之后,应立即用胶原贴敷料湿敷面部3分钟,同时加用冷喷,或者冷敷,缓解皮肤疼痛、红肿症状。注意避免用热水洗脸,3天内暂不使用护肤品。3天之后,皮肤敏感性降低,可使用具有保湿、滋润作用的护肤品。

另外,在激光术后容易形成色素沉着,因此要选用安全有效的防晒产品。

参考文献

[1] R.B. 奥多姆，W.D. 詹姆斯，T.G. 伯杰. 安德鲁斯临床皮肤病学：
第9版[M]. 徐世正，译. 北京：科学出版社，2004.

[2] 赵辨. 中国临床皮肤病学：第2版［M］. 南京：江苏凤凰科学技术
出版社，2017.

[3] 李芸，刘洁，孙秋宁. 黄褐斑的皮肤镜学特征［J］. 中国医学科学
院学报，2015，37（2）：226-229.

[4] 林燕，刘华绪. 色素性皮肤病反射式共聚焦显微镜诊断特征专家共
识［J］. 中国医学前沿杂志，2019，11（8）：29-33.

[5] 黄锦萍，温炬，秦思，等. 黄褐斑的物理治疗进展［J］. 海南医学，
2019，30（11）：1466-1469.

[6] 孙林潮，陶卫，屈新华，等. 黄褐斑的整合治疗［J］. 中国美容医学，
2018，（10）：5-9.

[7] 张琼予，孙东杰，涂颖，等. 黄褐斑的临床分期［J］. 中华医学美
学美容杂志，2018，24（4）：274-278.

[8] 中国中西医结合学会皮肤性病专业委员会色素病学组，中华医学会
皮肤性病学分会白癜风研究中心，中国医师协会皮肤科医师分会色
素病工作组. 中国黄褐斑治疗专家共识（2015）［J］. 中华皮肤科
杂志，2016，49（8）：529-532.